子どもの目を○良くする親、×悪くする親

目で将来苦労させないために知っておくべきこと

二本松眼科病院
平松 類
川口眼科
蒲山順吉
共著

時事通信社

はじめに

お子さんの目が悪いと心配になります。

もちろん将来のことも心配になりますが

「私の子育てが悪かったのだろうか？」

「もうちょっとテレビを見せないようにすればよかったのか」

「ゲームをさせすぎたから」

と後悔してしまいます。自分で後悔するならまだしも、家族や親戚、知り合いなどから「もうちょっとゲームをしなければねえ」と心ない一言を投げかけられてしまい、悲しみに暮れてしまうこともあります。

私はこれまでにテレビ・ラジオ・雑誌など多くの場所で目の治療・改善法についてお話ししたこともあり、全国から患者さんが集まってきます。患者さんからは、「テレビの○○という方法を試したのですが……」という声や「近くの視力回復センターで回復しなくて」という声が寄せられます。

テレビで紹介される情報や視力回復などの方法は、子どもに安易に実践してしまうと逆効果になってしまうことがあります。ある子どもは視力が0・6まで落ちてきました。そこでテレビで紹介された方法を実践してみると、視力が0・4とさらに下がってしまいました。一生懸命良くしようと毎日努力したら、もっと視力が悪くなってしまうこともあるのです。

子どもの視力・目を良くするのは大人と違ってコツがあります。

「テレビを見なければいい」「スマートフォンなんて渡すな」「ゲームをさせないでください」と多くの医者や学校の先生、家族が安易にそう言います。けれども子どもはテレビを見せている間だけは落ち着いてくれますから、その時間でお母さんたちは家事ができるという状況もあります。友達と一緒にゲームをしたいのに、自分がゲームを厳しく制限したせいで仲間外れにされるのではないかと心配にもなります。外野は簡単に言うけれども事はそう単純ではありません。

また、子どもに「ゲームをしないように」と言って「はい、わかりました」と聞く子どもは経験上ほとんどいません。上手に子どもが言うことを聞く言葉を考えなければなりません。

ですから、この本では机上の空論である「目を大切にした生活を」なんてことは言いません。現実にできる範囲でどうやって子どもに伝えたらいいのか実践的なお話がしたいのです。

目次

第II部 注意すべき目の症状・病気……065

第Ⅰ部

こんな間違い、していませんか？

case 01

視力が下がった

NG

悪くする親

●「うちの子どもは目が悪い」という

OK

良くする親

●「うちの子どもは近視（遠視）だ」という

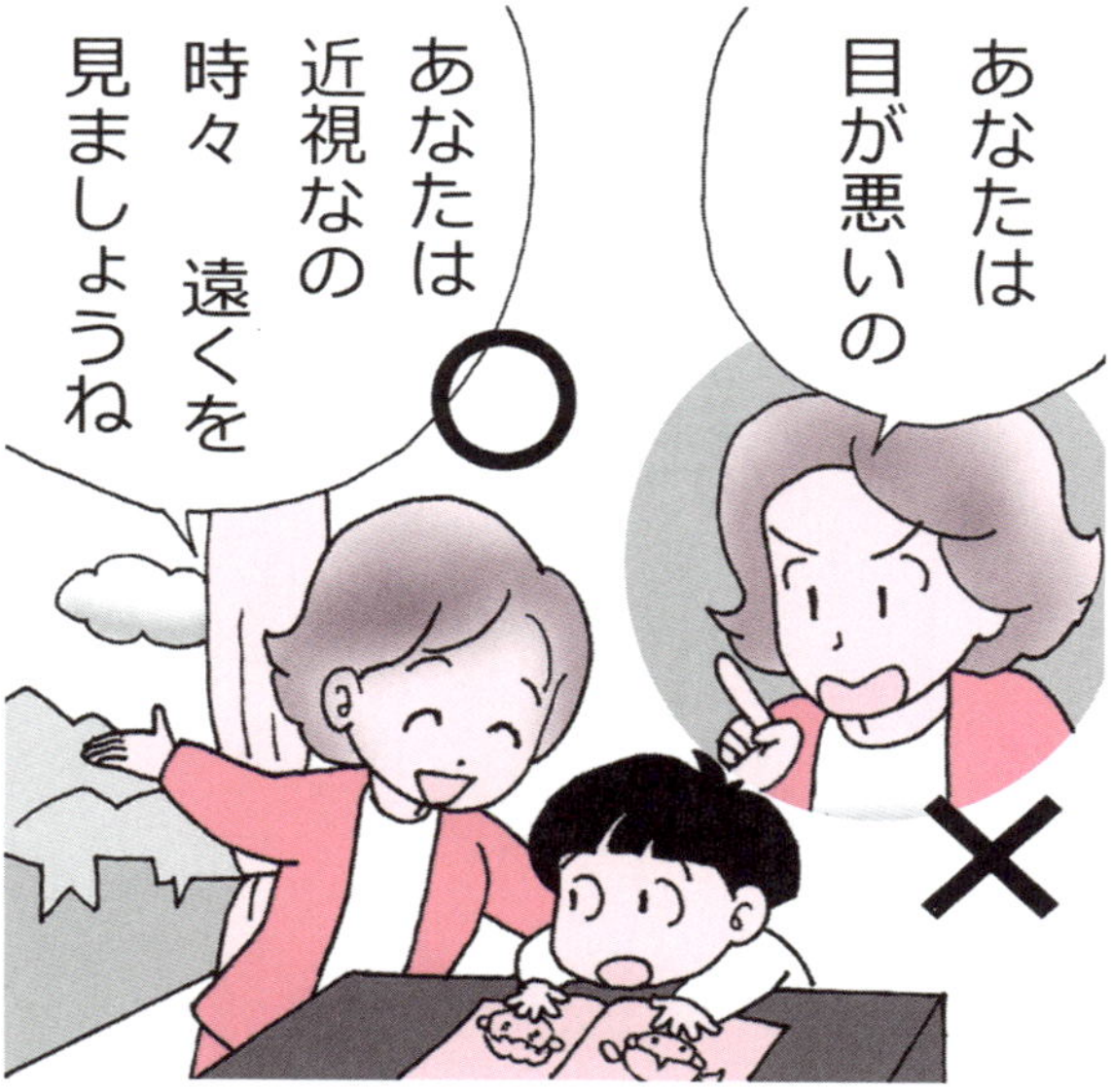
あなたは目が悪いの
×
あなたは近視なの
時々　遠くを見ましょうね
○

子どもが近視か遠視かまず眼科医に診てもらう

子どもの視力が下がったとき、ついつい「目が悪い」と単純に考えてしまいます。外来でも友達が試した視力回復法やテレビなどで紹介された方法を実践した方が来ます。けれども結果的に「さらに視力が下がった」ということが現実に起きています。なぜでしょうか？

それは、近視で目が悪い場合と遠視で目が悪い場合では、対処が逆だからです。

例えば、近視の子どもの場合は「手元を見る作業を減らして遠くを見てください」と言います。一方、遠視で視力が出にくい子どもの場合は、きちんとメガネをかけた上で塗り絵や手元を見る作業をしてもらいます。このように、対処が全く逆なので眼科医に診てもらう必要があるのです。近視と遠視の違いについては72ページに載っています。

世の中のインターネット・雑誌・テレビの情報は、不特定多数の人を対象とするために大ざっぱに「目の悪い子にはこうすべき」という表現になりがちです。これはとても怖いことで目が悪い「原因」によっては対処を誤るとさらに悪くする危険があるのです。この本では現役の医師として、正確な情報をお伝えしたいと思いますので、どちらの情報も紹介していきます。

case 02

視力が悪いときの対応

NG

悪くする親

- 遺伝だと思う

OK

良くする親

- 最新治療で対処する

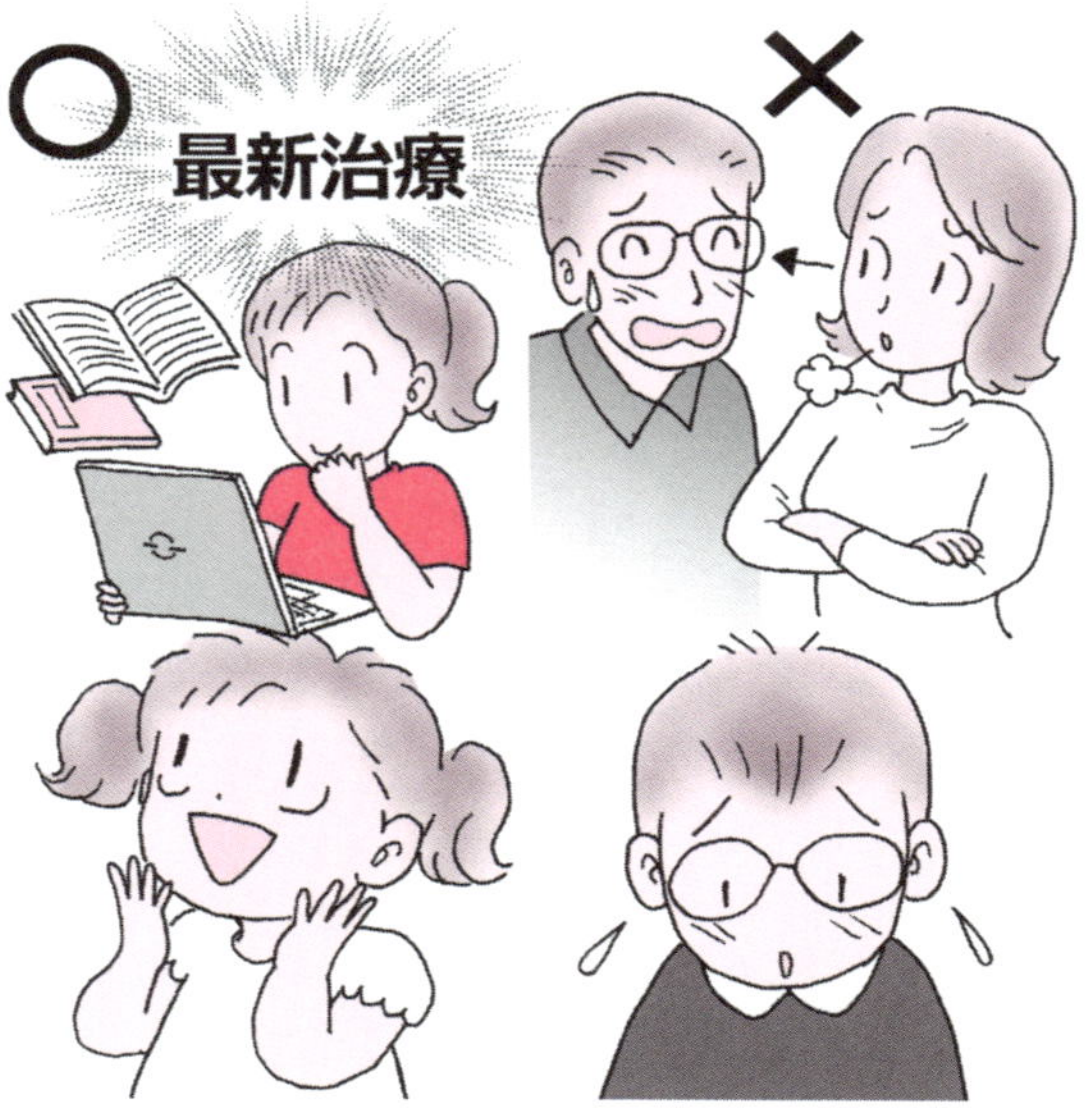

最新治療を知って最適な治療法を選択する

子どもの視力が悪くなったのはどうしようもないもの。遺伝だから仕方がない。ほうっておくしかない。そう思ってしまう人がいます。

近視の進行などの遺伝的要素はごく一部です。あなたのおじいさんやおばあさんは近視でしたか？　遺伝であれば代々近視でもおかしくないのに、近視の人は圧倒的に最近増えています。これは遺伝だけでは説明がつきません。また、昔にはなかった近視の最新治療もいろいろと出てきています。しかし、眼科では最新の治療は「保険診療対象ではない」ため、紹介もされないことがほとんどです。

目を良くするために覚えておきたい新しい治療としては「低濃度アトロピン点眼」（99ページ参照）「オルソケラトロジー」（100ページ参照）「ガボール・アイ」（105ページ参照）という方法があります。

この本では、「親の立場なら何を選択すればいいの？」という視点で最新治療の説明をしていきます。

case 03

目が腫れた

NG

悪くする親

● 眼帯をする

OK

良くする親

● 目を覆わずそのままにする

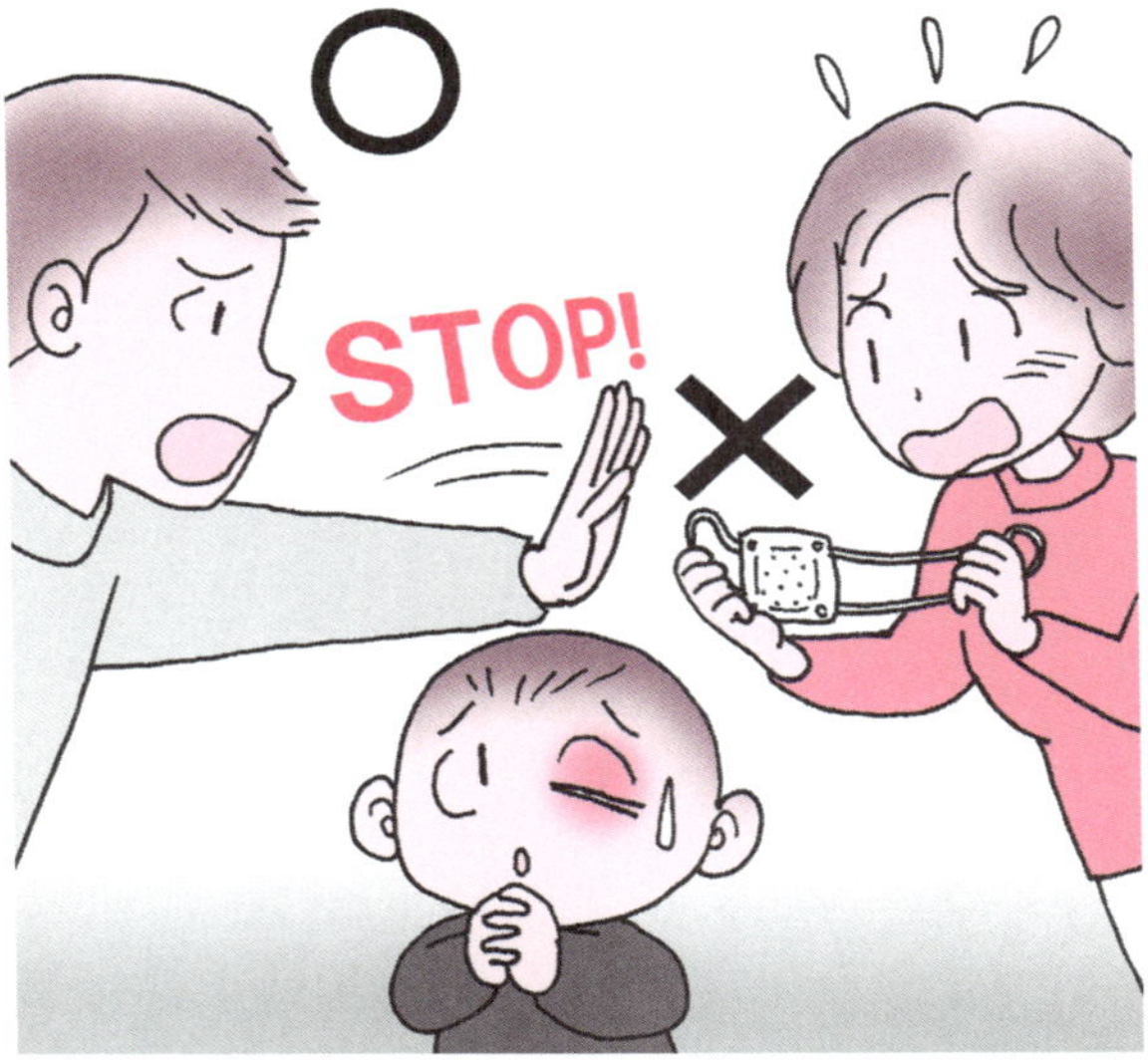

眼帯のデメリットを知る

子どもの目が腫れたとき、絶対に眼帯はしないでください。子どもの目はそれだけで簡単に視力が落ちます。腫れている・ぶつけたというときは眼帯をした方が目を守れる気がします。けれども目というのは使わないと衰えます。歩かないと歩くのが大変になるのと同じです。

特に子どもの場合はそれが顕著です。そのため、しばらく眼帯をしてしまうとそれだけで1・0あった視力が0・6まで落ちた、ということが珍しくありません。

親御さんとしては「腫れていてかわいそうだから」という親心から眼帯をさせたのにその結果、視力が落ちてしまっては本末転倒です。

その他にも、本を読む・テレビを見るという行為は目が悪くなると思われがちですが、子どもの場合はそうとも限りません。状況によってテレビでも本でも見た方が視力はどんどん上がるのです。

case 04

勉強に集中できない

NG

悪くする親

● 集中力がない子どもだと思う

OK

良くする親

● 目の検査を受ける

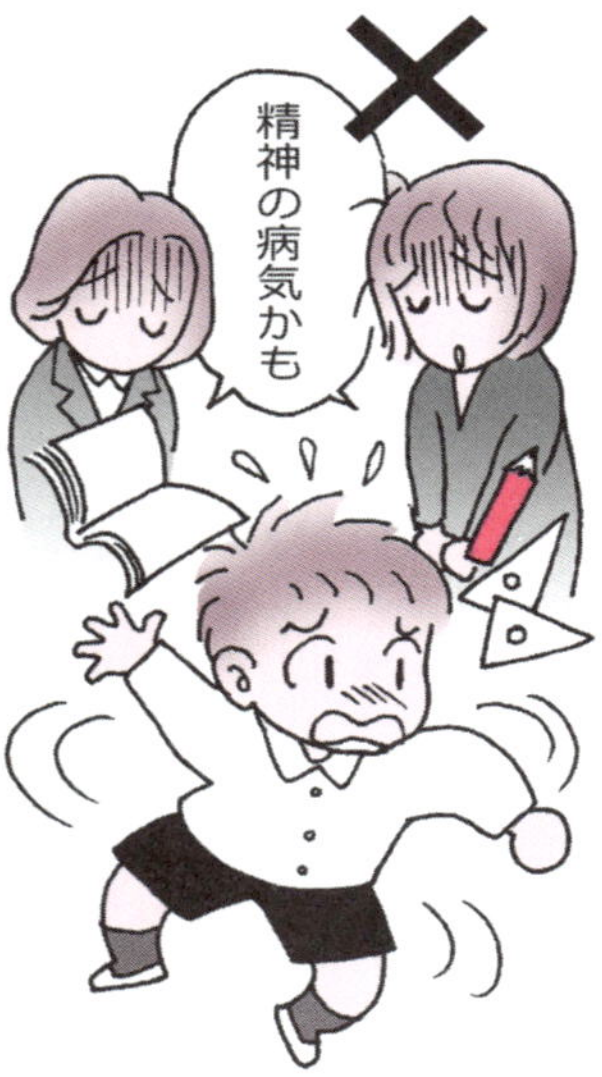

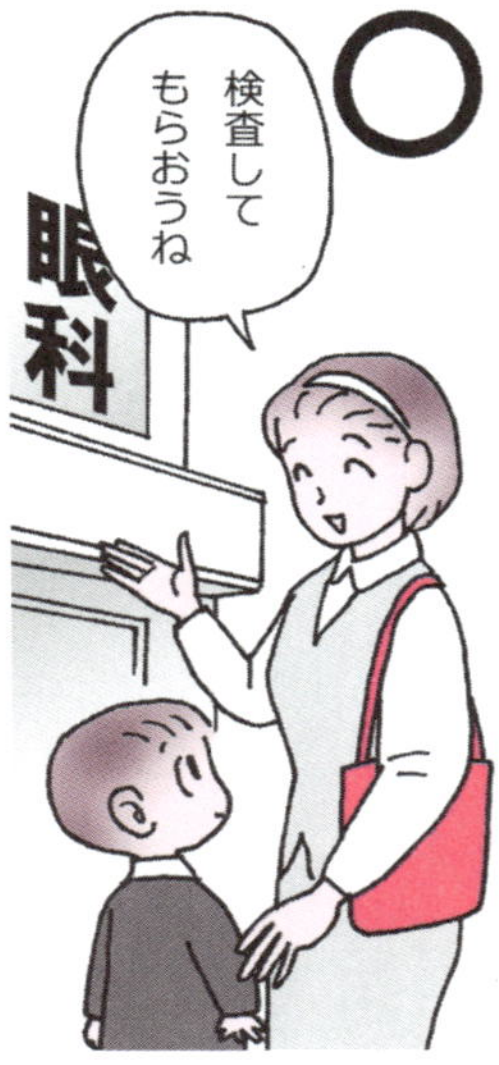

集中力のない子どもは視力が原因の場合もある

ある子どもは勉強に集中できず授業中もそわそわするので精神的な病気と思われていました。学校の先生や小児科医からもその疑いがあると指摘されて特別学級にうつる予定がありました。

そんなとき、たまたまおばあちゃんがその子どもを眼科に連れてきてくれました。すると「視力が1・0あるのに教科書が見えていない」ことがわかったのです。

一般的にいう視力というのは「遠くがどのくらい見えるか」しか調べません。けれども学校では黒板を見るだけでなく、教科書を見ることもあります。つまり遠くも近くも見ます。「遠くが見えても近くが見えない」という子どもがいるのですが、多くの学校では気づかれずに放置されて心の問題としてしまうケースがあるのです。

小児科の先生でも気づかないことが多いです。あまり言いたくないですが眼科でも知らない医師はいます。

集中力がない場合は精神的な問題と決めてかからず「目の問題かもしれない」と疑って、一度は手元の視力検査をおすすめします。近見視力の測り方は116ページにあります。

case 05

目やにが出たとき

NG

悪くする親

● 目やにをハンカチ・タオルで拭く

OK

良くする親

● 目やにをティッシュで拭く

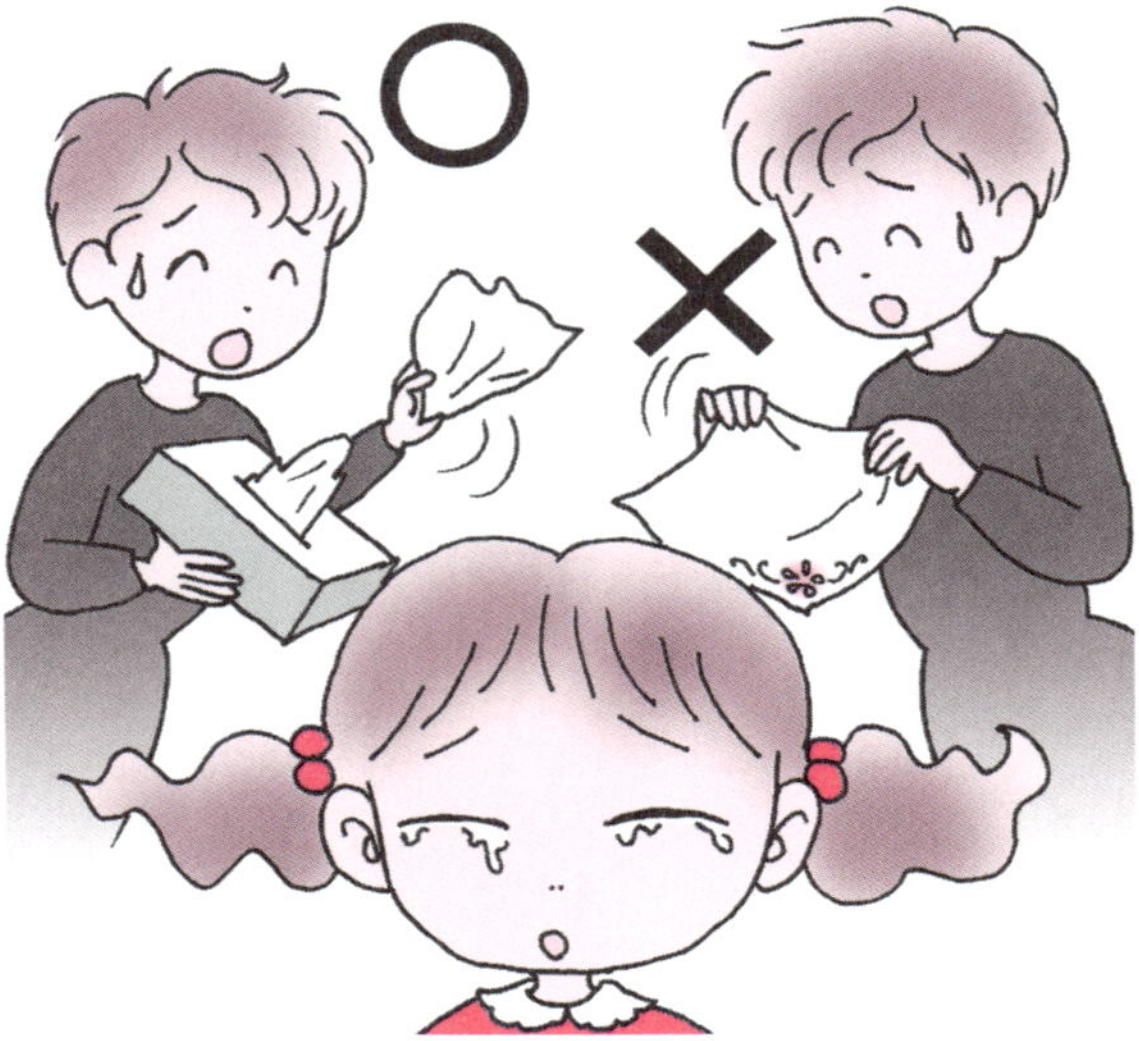

目やにを拭く正しい方法を知って感染症のリスクを減らす

「はやり目」といって目にウイルスが入る病気があります。かなり感染力が強く、学級閉鎖になってしまうこともあります。どういうふうにうつるかというと目やにを介してうつります。目やになどを触った手でドアノブを触る。するとドアノブにウイルスがつきます。ウイルスはそこに約2週間生き続けますから、その間に他の人がドアノブに触って目をこするとうつるのです。

そんな中、自分や子どもに目やにが出たときについついタオルやハンカチ、場合によっては洋服の袖で拭いてしまう人がいます。するとタオルにはウイルスがしっかりとついてしまいます。そのタオルを触ってその後に目をこするとウイルスを感染させてしまうのです。

学校・幼稚園・保育園は感染が拡大するリスクがあるため当然お休みです。子どもだけでなく仕事をしている大人もはやり目の場合は、およそ2週間という長期の休みを取らなければいけなくなるのです。

ついつい目やにをタオルで拭いたばかりに家族に感染させるというのは悲しいことです。

case
06

目薬をするとき

NG

悪くする親

- 目をぱちぱちさせる

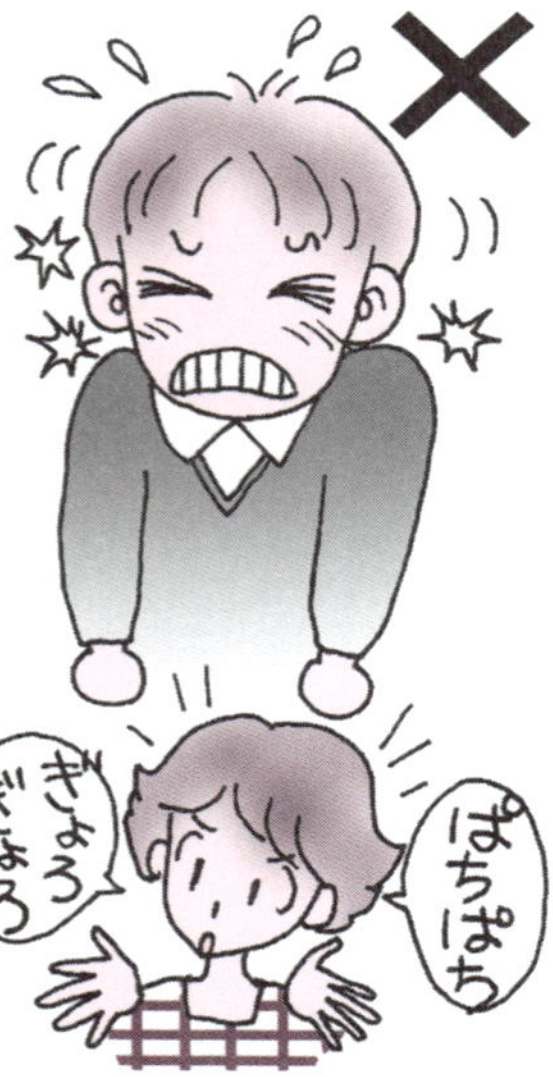

OK

良くする親

- 目を閉じさせる

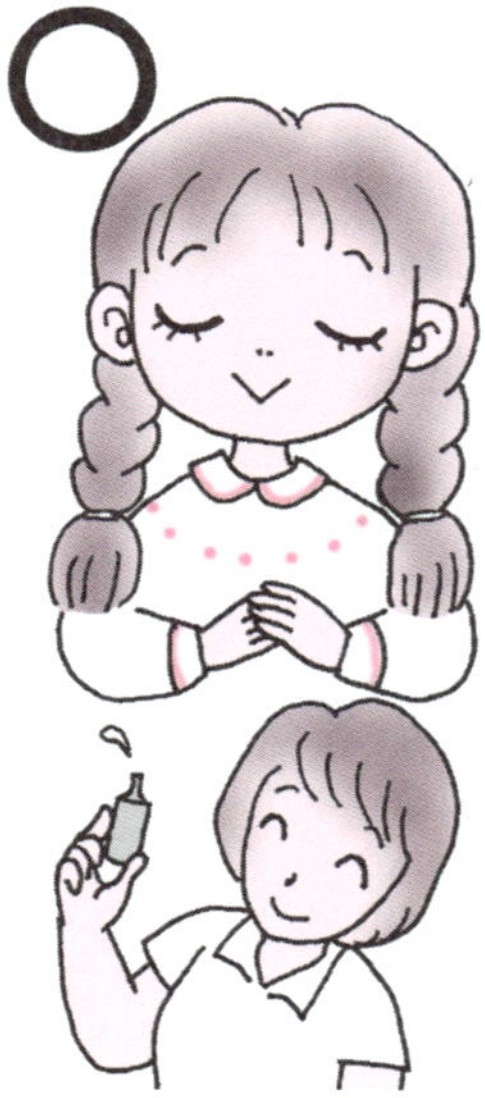

正しい目薬のさし方で効果をあげる

目薬のさし方を習ったことはありますか？　目薬はさし方が正しくないと効果が半減してしまいます。目薬をさした後、目をぱちぱちすると涙が分泌されて目薬の成分が薄まってしまいます。それなのに「目にいきわたる気がする」とぱちぱちしてしまいがちなのです。ぱちぱちさせるだけではなくて、目をぎょろぎょろと動かしていきわたらせようとするのも間違いです。

正しくは、目薬をしたら「目を閉じてじっとする」です。さらに可能であれば「目頭を押さえる」と効果的です。目薬は目に入った後に鼻を通って口に流れていきます。その通り道をふさぐことで目にしっかり薬を効かせるのです。そして、口に流れないことで全身的な副作用の発生を予防する効果もあります。

ある研究では、目薬を正しくさした人とそうでない人とでは効果が倍違うことがわかりました。せっかく子どもが目薬を頑張ってくれているのに、親の指導方法が正しくないために効果が半減してしまってはもったいないですよね。

case 07

ゲームばかりしている

NG

悪くする親

- ゲームをするなという

OK

良くする親

- 一緒に遊ぶ

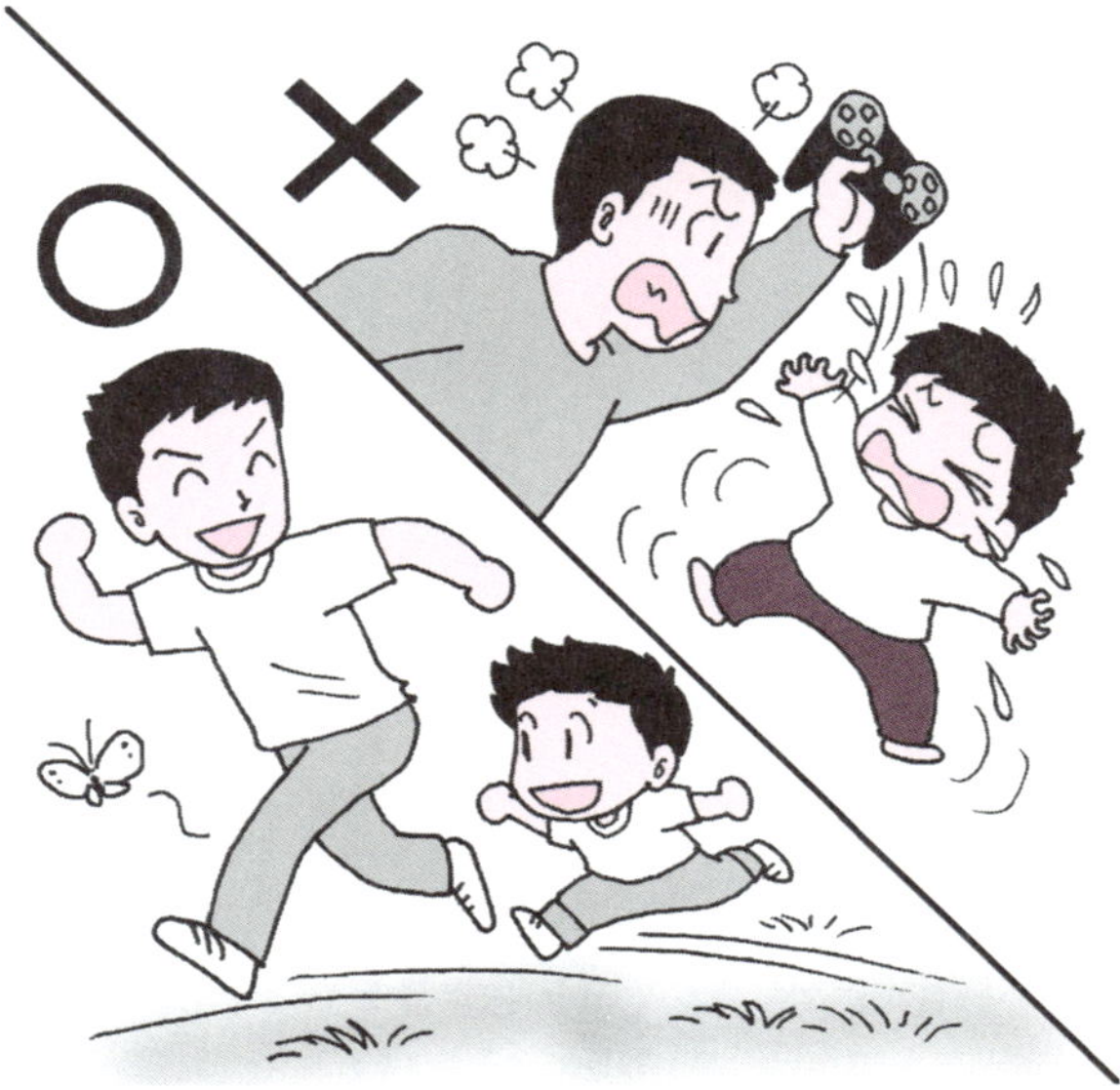

ゲームを禁止するよりゲーム以外の楽しい遊びに誘導

テレビ・スマートフォンなどでのゲームが目に負担をかけるのでは？　と多くの親が感じています。ついつい「ゲームをするな」と子どもに言ってしまいがちです。外来でも「ゲームをしないように言ってください」とよく言われます。しかし、言っても聞かないのが普通です。

そんなときは、言い方や接し方を工夫するとよいでしょう。「〇〇するな」ではなくて「〇〇しよう」の方が受け入れやすいわけです。例えば「子どもの将来について考えましょう」と言えばそのことを考えることができますし、青いボールのことは考えません。一方で「青いボールのことを考えないで」と言われると青いボールのことをついつい考えてしまいます。

また「ゲームは30分」と時間を決めることもよくあることですが、単に時間を決めるだけではうまくいきません。そこで可能であれば、子どもと一緒に遊ぶと効果的です。

つまり、ゲーム以外の遊びを積極的にする環境をつくるということです。時間が取れないときは、「外で遊べ」と言うのではなくて楽しめる外遊びや家で遊べるほかの方法を一緒に考えて教えることも効果的です。

case 08

不機嫌・ぐずってしまう

NG

悪くする親

● スマートフォンを見せる

OK

良くする親

● テレビを見せる

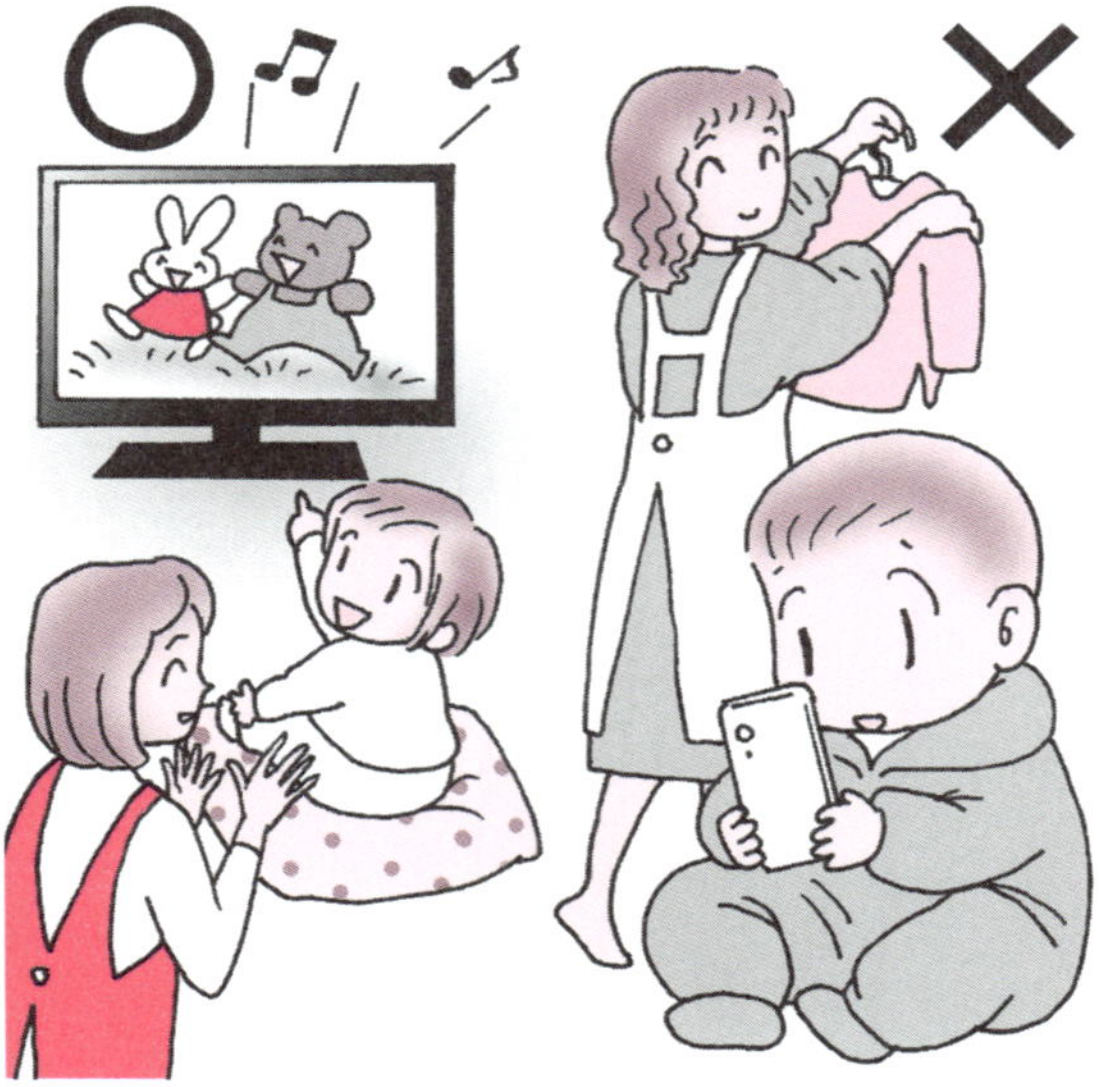

目の負担を減らすためにはスマートフォンよりテレビを選ぶ

テレビ・スマートフォン・タブレットなどデジタルなものを見せない方が目にいいことは確かにあります。けれども、全く見せないのは難しいです。子どもだってテレビの楽しさを知っています。見せないようにするには、かなり厳しくしないと難しいことでしょう。

子どもにスマートフォンを見せると家事や仕事がはかどります。ですから、ついつい頼りたくなりますが、覚えていてほしいのは「目からモニターまでの距離が重要」ということです。

スマートフォンは小さいので目から20～30センチまで近づけないと見えません。一方でテレビなら2メートル離れても見えます。人間の目は2メートル離れれば遠くと判断しますから、テレビを見る場所から少し距離を離してテレビを置くと目への負担はかなり軽減させることができます。

外出先で静かにしてもらいたいときは、スマートフォンよりも画面の大きなタブレットにしましょう。そして距離を離して見るように30～40センチくらいの首掛けストラップを付けて「これをピンと伸ばして見て」とするとよいです。

case 09

小さな子どもの目が悪いとき

NG

悪くする親

● 大きくなるまで様子をみる

OK

良くする親

● なるべく早く治す

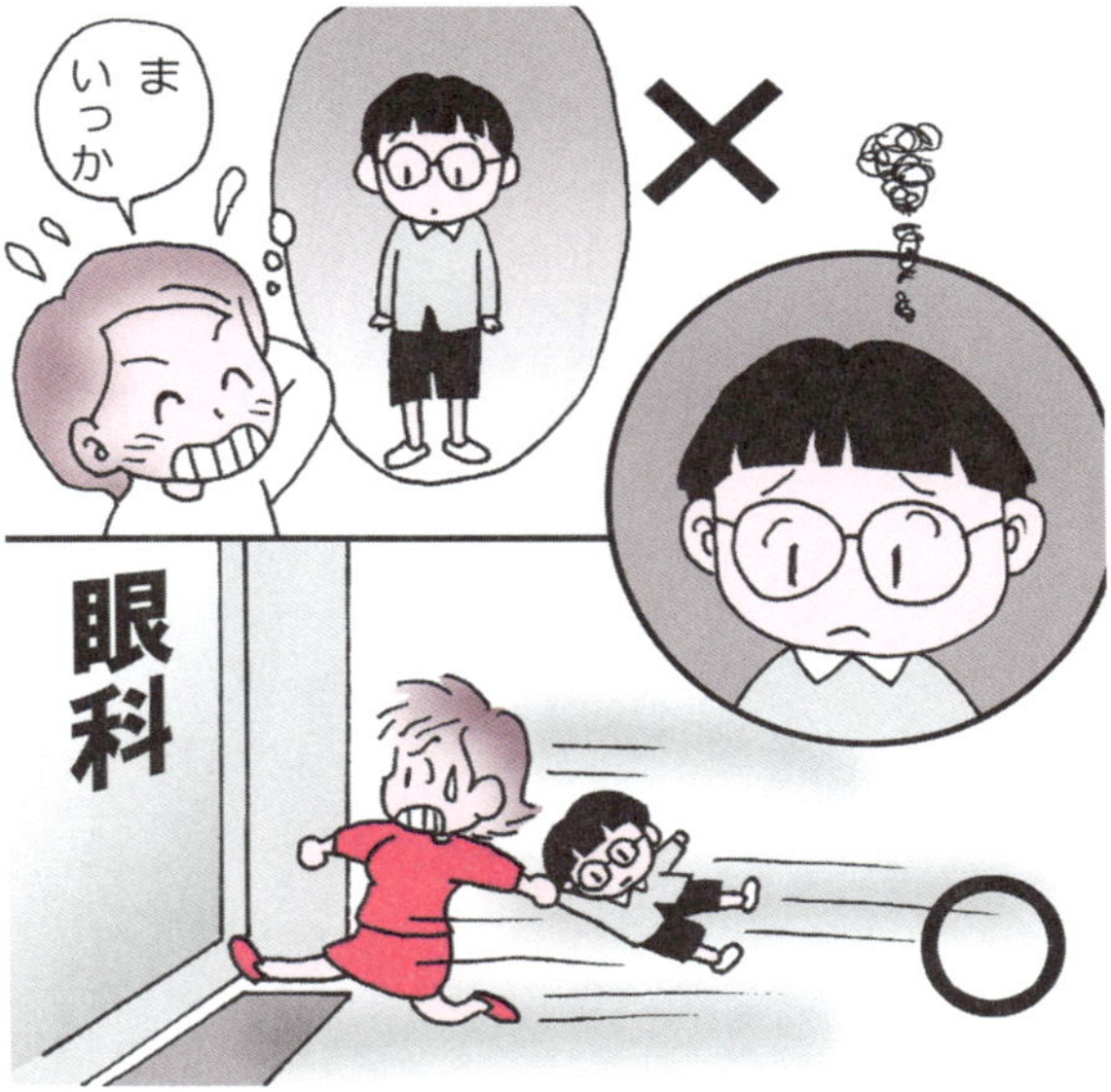

視力を良くしたければ待たずに眼科を受診

視力を良くすることを考えると小さいときに対処する方が効果的です。

目は生まれたばかりではほとんど見えず、成長して次第に視力が上がり、3歳で1・0程度になるといわれています。目の機能は12～14歳くらいで確立されますから、20歳くらいになってから何とか対処しようとしても難しい。けれども、12～14歳までならば視力が良くなる可能性があるのです。

しかし、子どもが小さい頃は、親はいろいろと忙しい時期です。なかなか病院にも連れていきにくいし、病院も混雑しています。そのため、後でいいやと数カ月、1年と伸びてしまいがちです。何より他の小児科の病気と違い、痛がったり苦しがったりしません。けれども視力が出ないと将来の運転免許の取得や職業の選択にも大きく関わってきます。

ですから、子どもが小さいうちから対処する方がよいのです。眼科の場合は日曜祝日にやっているところも多くあります。通いやすいところでよいので何とか早めにケアをしてあげることが大切です。

case 10

新しい技術VR/AR/3Dを見るとき

NG

悪くする親

- 最新デバイスを知らない

OK

良くする親

- VR/AR/3Dについて知っている

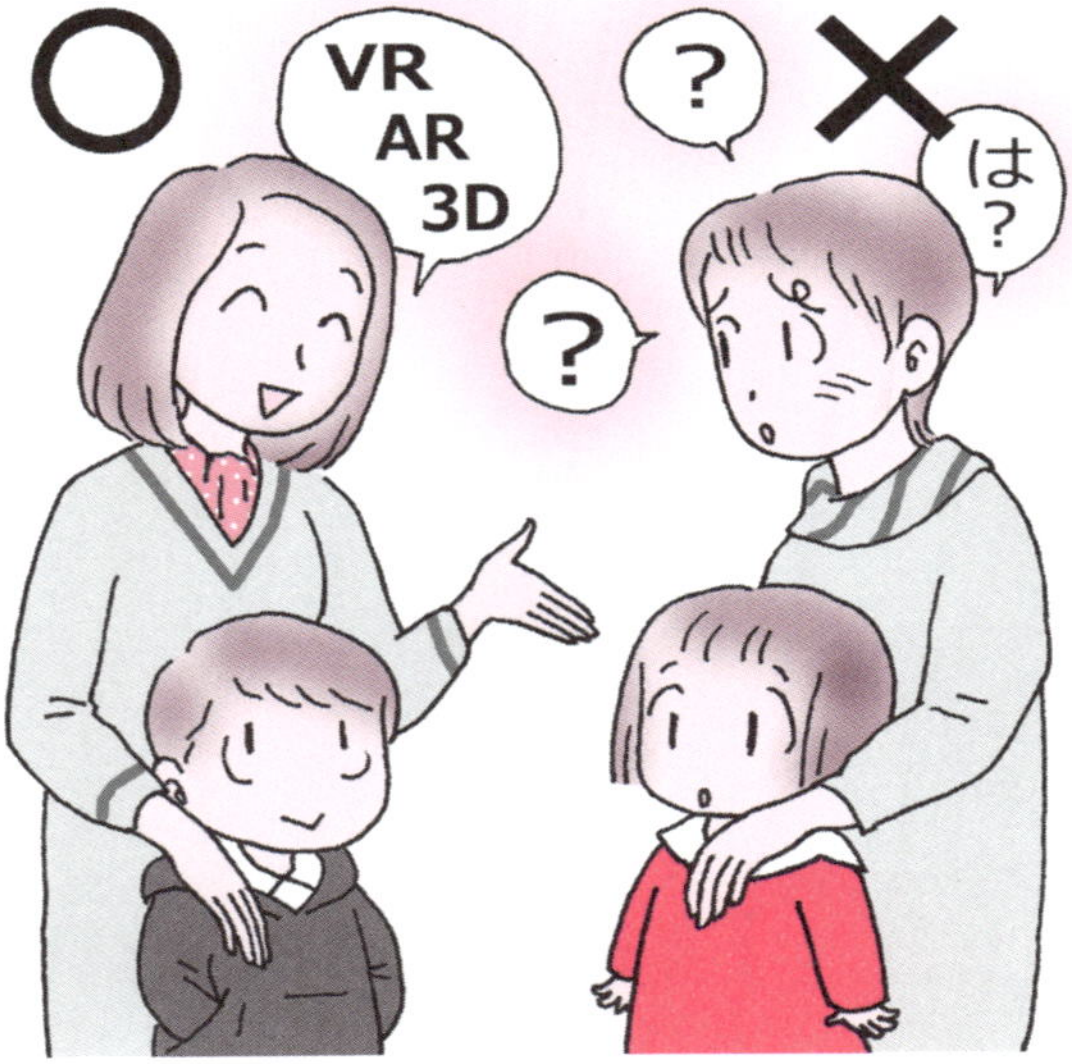

小学校低学年までに眼科で立体視の検査をする

今までは子どもが日常生活で3D映像を見る機会は、映画や遊園地のアトラクションくらいでした。けれども今後は3DだけでなくVR・ARというのが日常の中にどんどん溶け込んできます。VRはバーチャルリアリティーと言われ、現実世界のような仮想の世界を表現する技術です。ARというのは拡張現実といわれるもので、現実のなかに本当はないものを表示させるようなシステムです。娯楽の世界にとどまらず、職業訓練などでも活用され始めています。

実は3DやVR・ARを見るためには視力が良いだけではダメです。視力が良い上に、ものを立体的に見る立体視という機能が必要になります。これは右目と左目に入ってきた別々の画像を脳で処理して一つの立体的な画像に作り直すという能力で、8歳くらいまでに獲得します。ただ、日常生活では目の機能に問題がないような子どもでも立体視ができていない子どもが隠れているのです。

ですから、遅くても小学校低学年までに一度はきちんと立体視ができているのかを確認しておきましょう。将来「あのとき治療していれば……」ということにならなくて済みます。

case 11

子どもが「見える」「見えない」と言うとき

NG

悪くする親

● 子どもの言うことを信じる

OK

良くする親

● 子どもの行動を見る

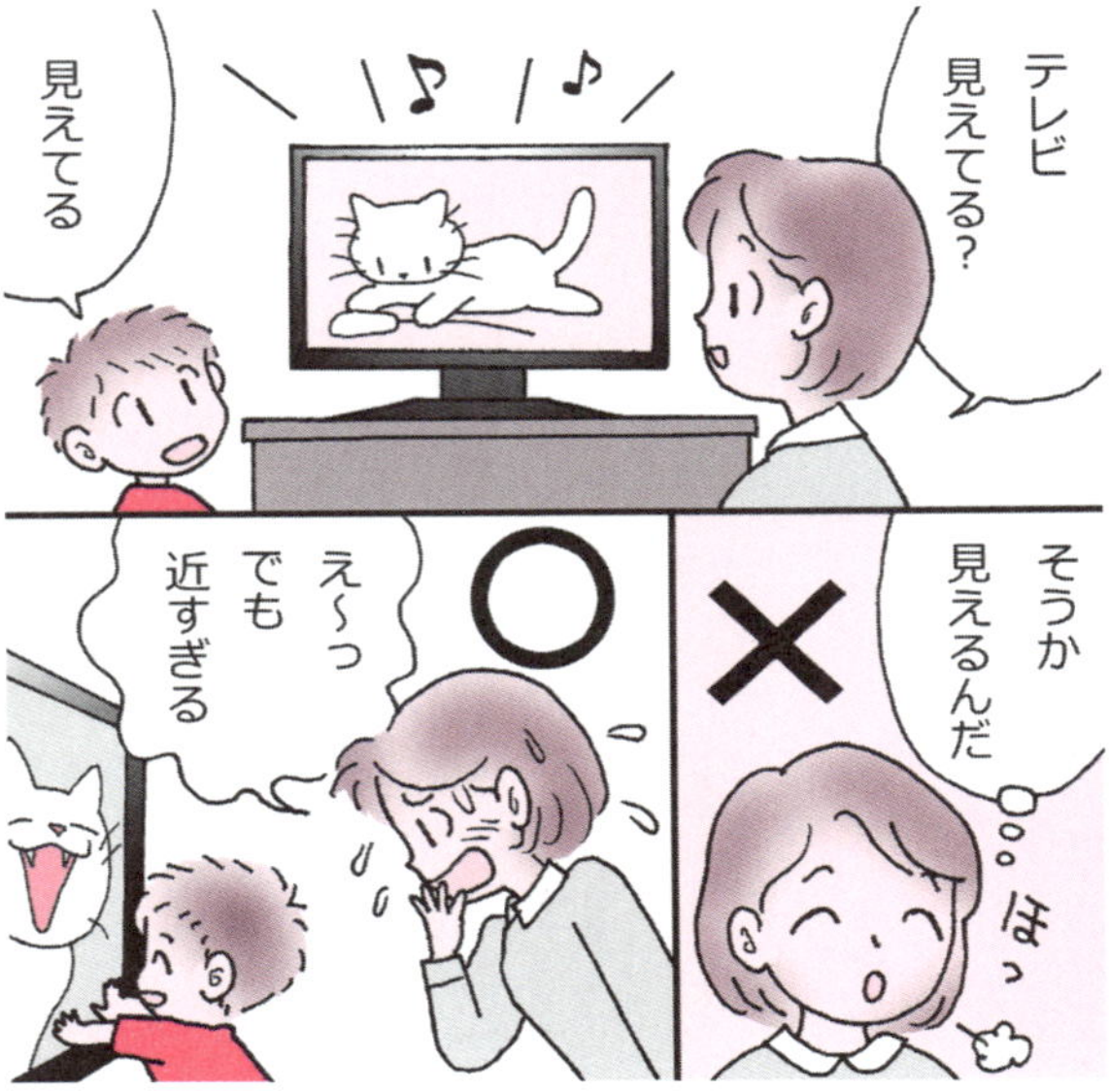

テレビ見えてる？
見えてる
そうか見えるんだ
ほっ
え〜っでも近すぎる

行動観察で子どもの視力を知る

子どもが言う「見える」「見えない」を信じてしまうと間違えてしまうことがあります。視力が0・3ぐらいの子どもに、親が「〇〇ちゃん見えてる？」と聞くと「見えてるよ」と答えます。大人の視力が悪くなる場合は、視力が1・0あったものが0・3に下がるというものです。ですから「昨日まで見えていたテレビが見えなくなった」というように表現します。

しかし、子どもの視力は「元から悪い」です。そのため「見えなくなった」わけではありません。だから「見えてる？」と聞かれると、0・3しか視力がなくても、ずっと前からそうなので「見えている」と答えるのが子どもの実感で、決してうそではないのです。

正しく知るには、子どもの行動を見ることです。「テレビを見るときに近づかないと見えにくそう」「長時間手元が見られない」「視線が合わない」など、子どもの行動から見え方を想像することが大切です。

時間がなくても、注意して行動を見ていると「確かに見えにくそう」と気づくことができます。たとえ触れ合う時間が少なくても、注意すればわかることなのです。

case
12

インターネットで病気を調べる

NG

悪くする親

● 症状で病気を調べる

OK

良くする親

● 病名がわかってから病気について調べる

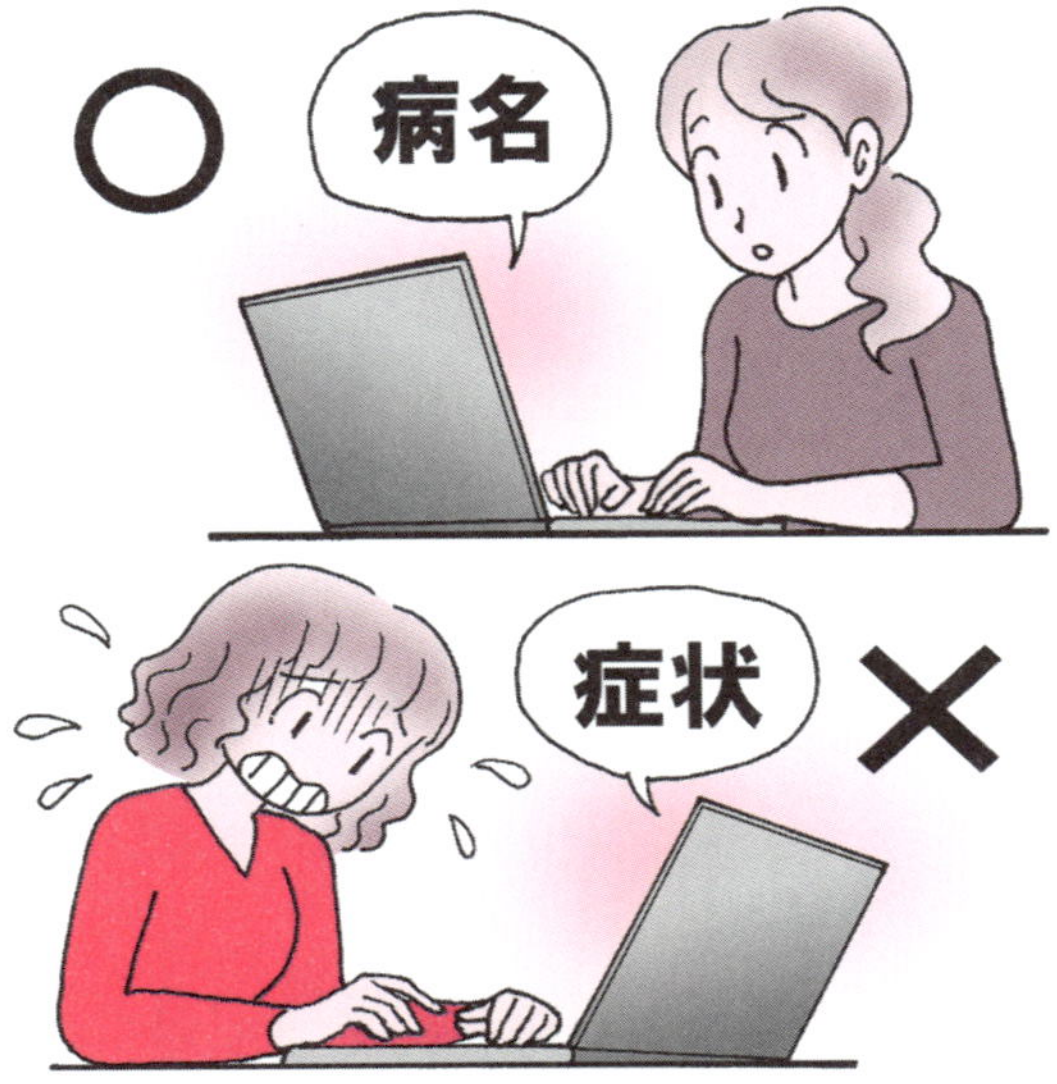

検索結果にふりまわされない

グーグル病（症）をご存じでしょうか？　症状からインターネットで検索して「うちの子どもは○○病に違いない」と思い込むことです。

グーグル病にかかると、医師から正しく診断されても自分の子どもが検索した病気ではないかという不安に陥り、治療に対して批判的になったり積極性が落ちたりします。治療を懐疑的に見てしまうと治療の効果が落ち、治療が効かなくなることがわかっています。

一方で病名がわかってから調べることは有益であるといえます。例えば「先天性鼻涙管閉塞」と診断されてから治療法などを調べて理解しておくと、診察の内容も理解できるうえ、治療もより良くなるのです。

とはいっても子どもの目について心配になるとついつい検索したくなります。それはいいのですが「検索結果はあくまでも参考」と割り切って診察を受けることが子どものためです。もし検索した病気が心配な場合でも、「○○病じゃないんですか？」と聞くと怒る医師もいますから、「○○病が心配ですが大丈夫ですか？」と聞いた方がトラブルになりません。

case 13

メガネをかけることになった

NG

悪くする親

● メガネを毛嫌いする

OK

良くする親

● メガネは道具と考える

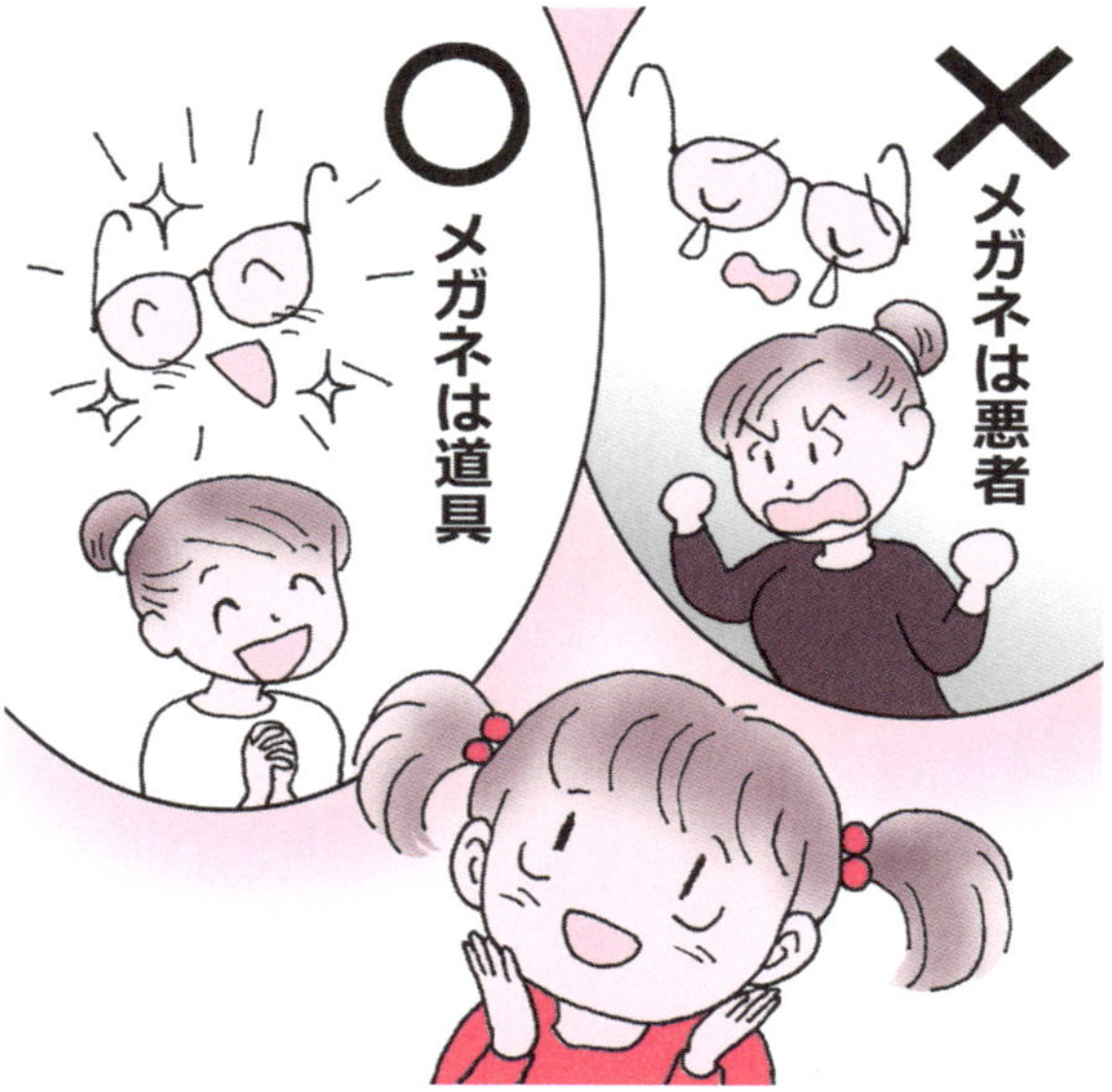

メガネへの大人の間違った認識を改める

メガネをかけさせたくないから視力を良くしたい。その思いはわかりますし、良い考え方です。けれどもメガネを毛嫌いしてほしくないのです。悪者にすべきは「メガネをかけなくてはいけない目の状態」であって「メガネ」が悪者ではありません。なぜこういうことを言うかというと、親や学校の先生の「メガネは悪者」という間違った認識が子どもに伝わるからです。治療でメガネが必要な子がいました。しかし、いじめの対象になって「メガネをかけたくない」と病院で泣いていました。大人の間違った認識や安易な否定が子どもに過剰に伝わりいじめに発展するのはとても悲しいことです。そして、きちんとメガネをかけていれば将来メガネがいらなくなる子どももいます。

また近視の子どもがメガネをする場合は「遠くが見えないときに道具として使う」だけでよいのです。それなのにかたくなにメガネを悪者だとしてしまうと、一生懸命頑張っているのに勉強が遅れてしまうことだってあります。

メガネをただの道具だと思えば、極端に嫌がる必要がないのがわかるでしょう。

case 14

メガネを買った

NG

悪くする親

● メガネは買ったらおわり

OK

良くする親

● メガネ屋を使い倒す

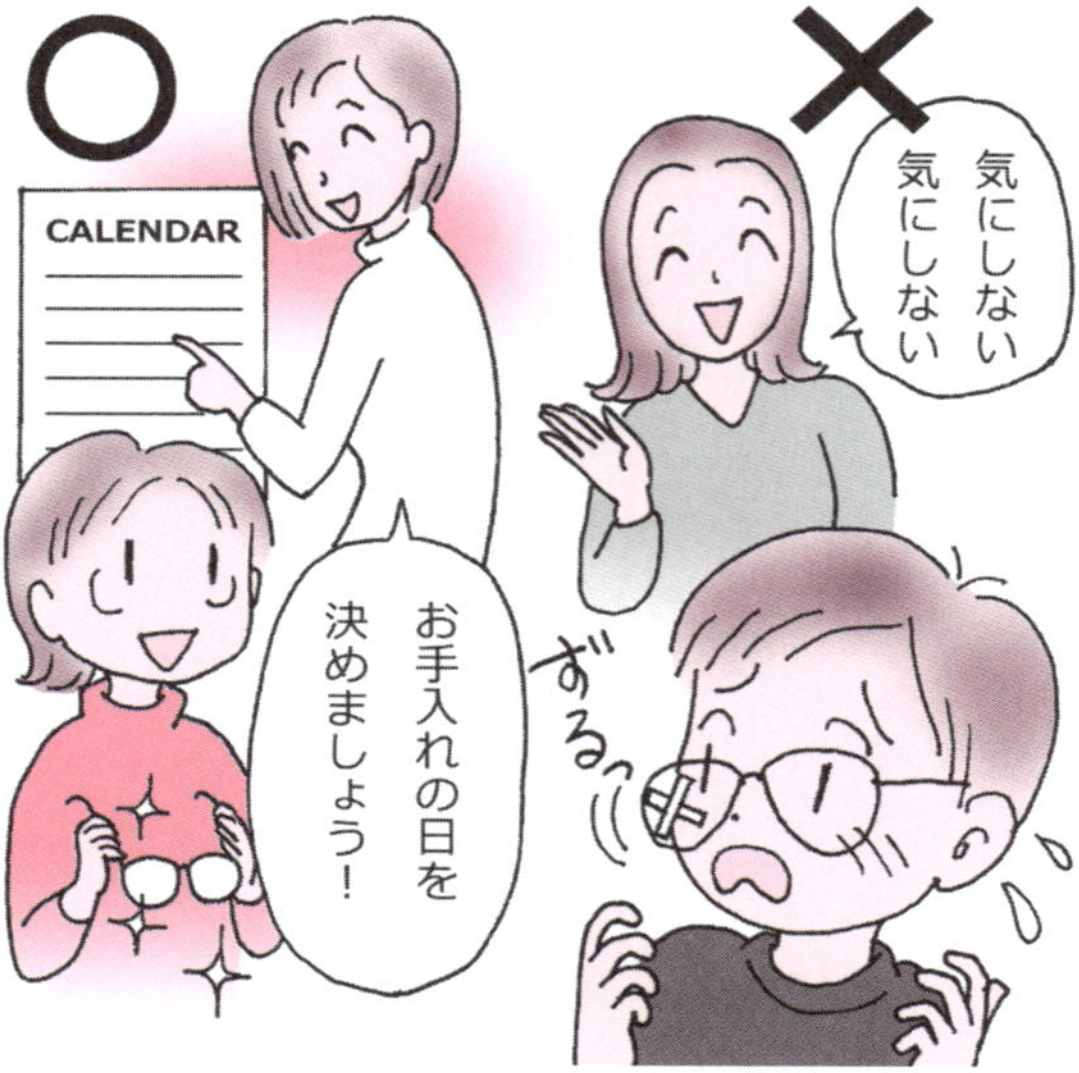

気にしない
気にしない
ずるっ
CALENDAR
お手入れの日を
決めましょう！

大人以上に必要なメガネのメンテナンス

大人の場合でも1～2年に一度はメガネのメンテナンスは必要ですが、子どもはもっと頻繁に必要です。理由は、①活発に動く　②成長して大きくなるからです。子どもの場合はメガネをしたまま走り回り、転んでフレームをぐにゃぐにゃにしたりレンズを傷だらけにしたりします。壊さなくても成長とともに鼻が高くなって顔も大きくなり、メガネの位置がずれてきます。

とりわけ鼻あてがへたってメガネがずり落ちることが起きやすいです。鼻あての交換やねじの緩み、フレームのゆがみなどは作ったところで修理してくれます。

きちんとメガネをメンテナンスしていないとメガネがずれてレンズの端っこを使って見るようになってしまいます。すると目の位置がずれて斜視になったり、視力が落ちてきてしまうこともあります。

子どもは特に成長期であるからこそメガネには定期的なメンテナンスが必要なのです。具体的には3カ月に1回はメンテナンスをしましょう。そして、1カ月に1回はメガネをきれいにしてあげてください。

case 15

目の検査や治療が必要になった

NG

悪くする親

- 医者にまかせる

OK

良くする親

- 自宅でも実践する

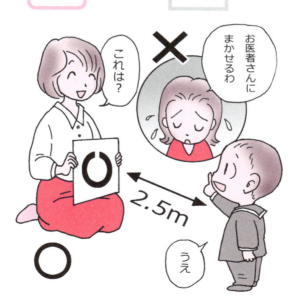

視力を良くするには家族の協力が不可欠

視力検査は自覚的検査といって「自分で答える」検査です。そのため、例えば体調が悪いときは視力が下がります。同じように子どもの場合は「疲れている」「眠い」「集中できない」などの理由で視力が下がることは珍しくありません。とりわけ「視力検査に慣れていない」と、正確に測定できず、結果は良くなったり悪くなったりとバラつきます。

そこで、自宅で視力検査に慣れてもらうと子どもの負担も減ります。ですから、3歳児健診の前、就学時健診の前などに視力検査の方法を自宅で練習させてあげてほしいのです。視力が悪かった場合でも正確な検査ができることでより的確な治療をすることができます。また治療も大人は「薬」や「手術」が主ですが、子どもの場合は自宅や学校で見る練習をしながら「視力の成長を助ける」治療が多いです。

そのため、結局はお家で親子一緒になって頑張った子どもほど視力も良くなることが多いのです。医者は治し方を教えますが、実際に治すのは医者ではなく本人とご家族というわけです。

case 16

小児眼科の専門医を選ぶ

NG

悪くする親

- インターネットの情報だけで医者を選ぶ

OK

良くする親

- 友達のクチコミも参考にする

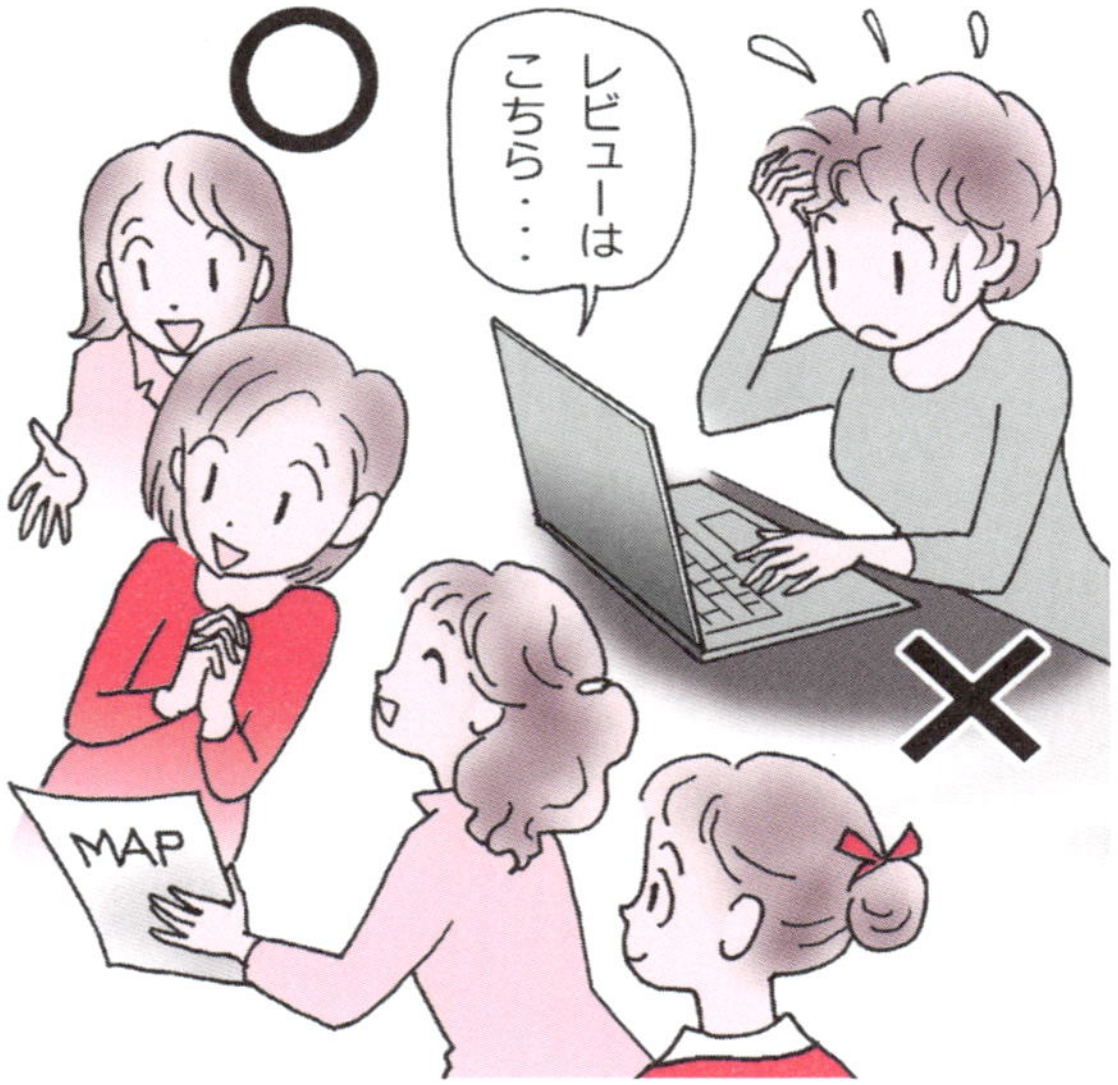

インターネットの情報は必要に応じて使う

子どもが斜視・弱視や目の大きな病気になった場合は、小児眼科専門の医師に診てもらう必要があります。けれども眼科医の中で小児眼科の専門医は少ないです。そこで、どこにかかろうか迷います。インターネットにはいろいろなクチコミが載っていますが、あまり信頼できません。一方で、実際に受診したことのある友達や知人のクチコミにはうそはないので信頼できます。しかし、小児専門の眼科自体の数が少ないので友達からのクチコミがないことも多いです。きちんと病名が確定している場合は、病名から専門病院をインターネットで調べるのも有効な方法です。ただし、このときに注意してもらいたいのは、小児眼科専門の病院は大変外来が混むということです。私自身、大学の小児眼科専門外来で診察をしていたときは、待ち時間が2〜3時間になることもよくありました。検査も診察も大人より時間がかかるのです。

ですから、子育て中の忙しい事情を考えると、症状が落ち着いたり病態が軽かったりする場合は、近くの一般眼科医の方が便利です。斜視・弱視の専門の場合は、日本弱視斜視学会のホームページ（https://www.jasa-web.jp）で確認できます。

case 17

メガネを作る

NG

悪くする親

● よく見えるメガネを作る

OK

良くする親

● 疲れないメガネを作る

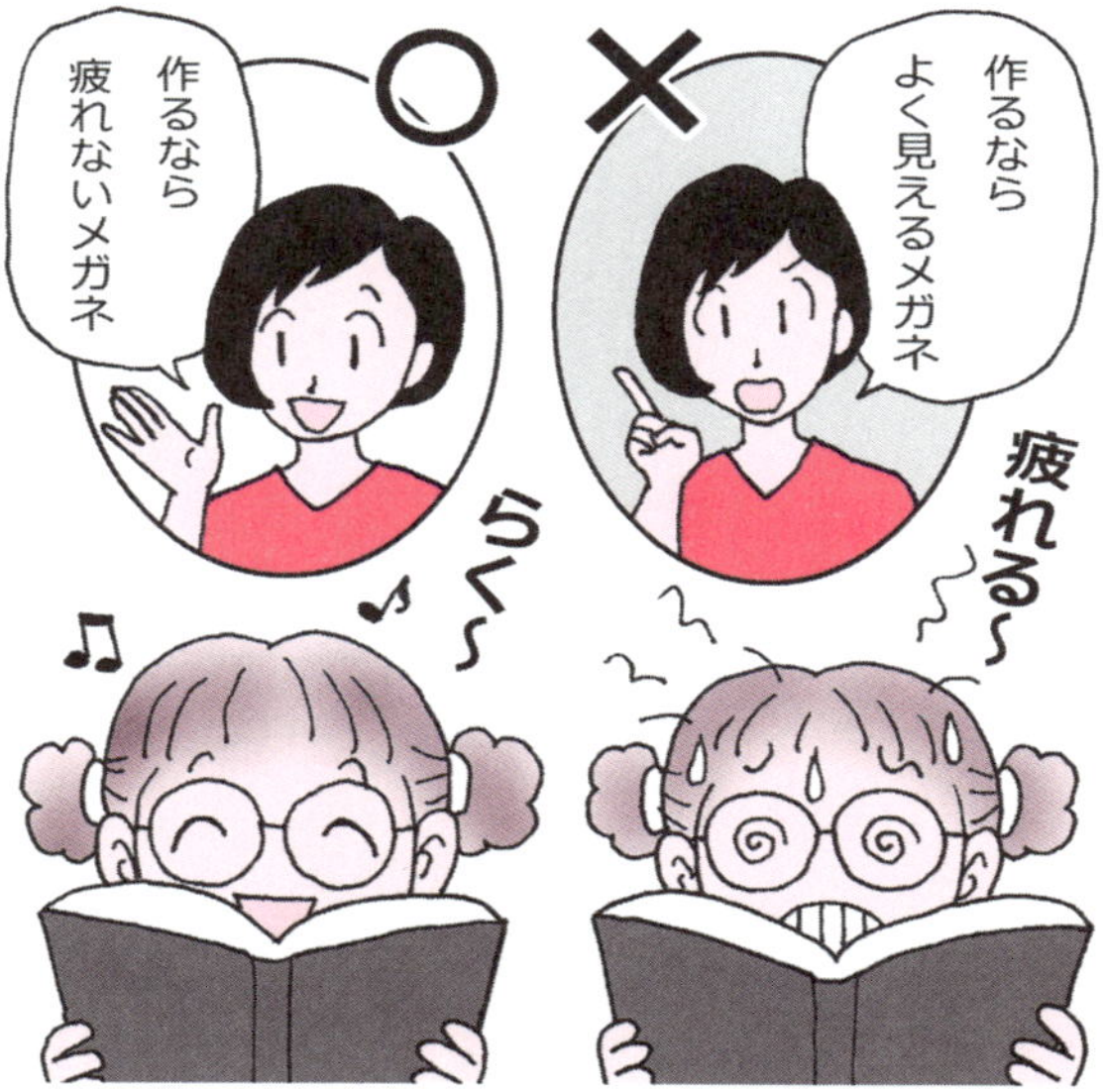

作るなら
よく見えるメガネ
疲れる〜
作るなら
疲れないメガネ
らく〜

日常生活で疲れないメガネを作る

メガネを作るとき「遠くがよく見える」ことを重視してしまいがちです。メガネはあくまでも道具ですから日常生活に役立つように作るべきです。メガネを作るとき、子どもに「見える？」と聞くと遠くを見て「見える！」と答えます。弱めのメガネにするとやはりずいぶん遠くを見て「見えない」と答えてしまいます。するとメガネ屋もお客さんに「見えない」と言われたメガネはなかなか作りにくい。結果として「視力が1・0で十分なのに1・2のメガネ」などを作ってしまいます。

でも「強いメガネ」を作ると勉強などで手元を見るときは疲れやすくなります。すると普段学校で勉強するときには目が疲れやすく勉強に集中できません。それよりも「日常生活で疲れない」メガネの方が便利です。

このことを知っていると、メガネを作るときには「見える？」とあいまいに聞かずに「あそこのテレビに出ている文字は見える？」と具体的に聞くことができます。あくまで「日常生活で見る範囲が見えているか」を重視して確認する方が目に優しいメガネが作れます。

case 18

視力検査を受ける

NG

悪くする親

● 視力が悪いと叱る

OK

良くする親

● 頑張ったねという

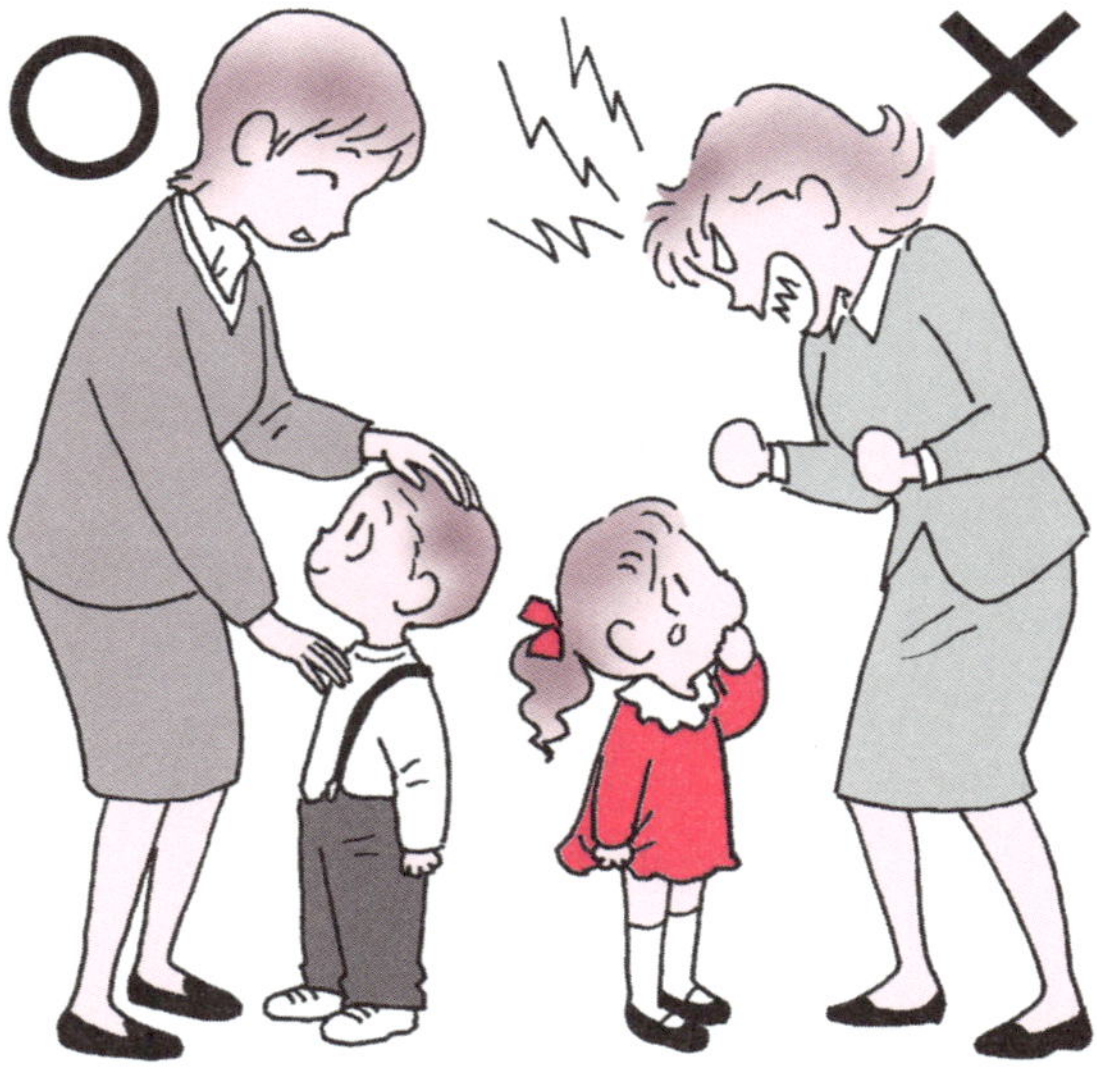

慣れない視力検査は褒めて乗りきる

あなたの視力はいくつですか？　私は0・4だ、などと思っているかもしれません。けれどもこの数値は上下します。とりわけメガネをかけない裸眼視力は簡単に上下します。集中力や検査の慣れが影響することはお話ししましたが、調子がいいときでも上下するものです。

子どもの場合は、疲れだけではなくて集中力が非常に影響します。検査結果を良くしようという気持ちはわかるのですが、横から「ちゃんと見えるでしょ、いいから答えなさい」と検査中に親から強く言われて萎縮してしまう子どもがいます。こうなっては仮にうまく検査ができる子どもでも「目医者さんに行くの、イヤ」と言われてしまいます。

子どもにとっては慣れない場所で検査をするだけでも大変で勇気のいることです。ですから、結果がどうあれ頑張った子どもを褒めると次の診察もスムーズで喜んで治療に来てくれます。

親に叱られまいと視力検査のときに、目を細めたり前のめりになったりして無理やり良くしようとする子どもがいますが「本当の視力」を見たいので無理をせず自然に検査を受けられる環境づくりを考えてあげてほしいのです。

case 19

医療と民間療法で迷う

NG

悪くする親

● どちらか一方に頼る

OK

良くする親

● 医療と民間療法を使いこなす

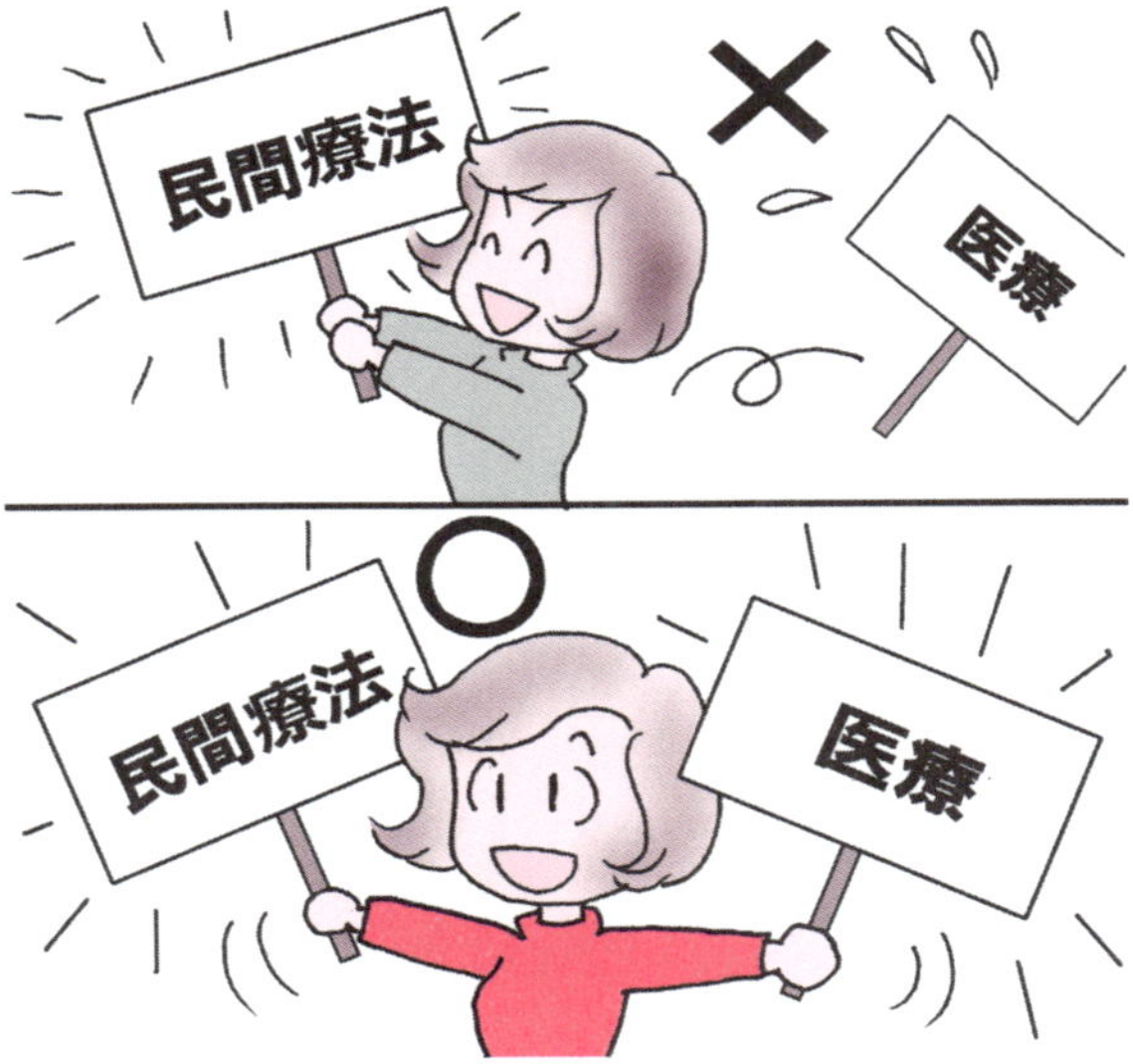

子どもの目の状態を眼科で確認して最適な治療法を選ぶ

子どもの視力を良くしたい場合、病院やクリニックでの治療だけでは限界があるのは事実です。民間療法もたくさんありますが玉石混交です。民間療法の場合は「ズバリ治る！」のような表現が多いので期待も大きくなります。しかし実際には効果があっても限定的です。

民間療法ではよく「病院に行くとよくない」「メガネをかけると悪くなる」というように言われます。このように言う民間療法はやめた方がいいでしょう。せっかく医療で良くなるものも良くならなくなってしまいます。

基本的に病院の治療だけでもよいですが、もっと良くと思うと「最新の治療」もあります。さらに少しでもと思うと効果は限定的ですが民間療法もあります（あくまで眼科が基本ですが）。ですから病院にまかせきりにするのではなく、自ら情報を収集して治療をより良くしていくことも大切なのです。

いずれの方法でも、まず一度は眼科で異常がないかを診てもらってからにしましょう。繰り返しになりますが、視力が悪い原因によって治療法は全く異なります。

case 20

写真を撮る

NG

悪くする親

- 横顔や斜めの写真ばかりを撮る

OK

良くする親

- 真正面の写真も撮る

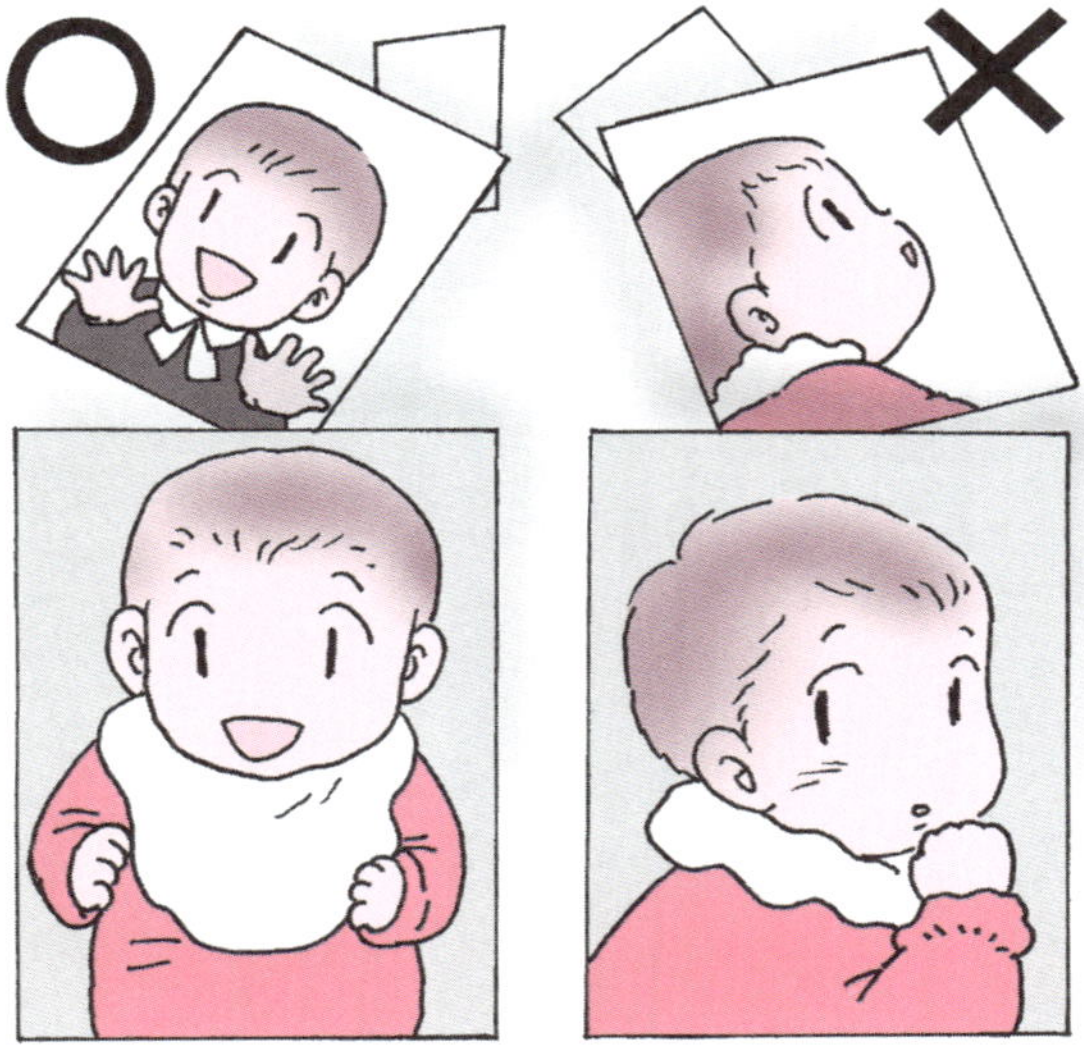

子どもの正面写真が病気の発見・治療に役立つ

子どもの目が悪くなるのを防ぐために正面写真を撮っておきましょう。正面写真を撮ることで、普通では見逃してしまう病気を見つけたり、治療に役立ったりすることがあるからです。

正面写真で見つけられるものの一つは白内障や眼瞼下垂・網膜芽細胞腫という特殊な病気です。とりわけ網膜芽細胞腫は早期に発見しないと稀に命を落とすことがあります。片方の目が白い「白色瞳孔」が見つかった場合、白内障や網膜芽細胞腫の疑いがあり精密検査の必要があります。

もう少し頻度が高くて子どもの視力に影響があるのは斜視という病気です。目の位置がずれるのですが、元からずれている子どももいれば徐々にずれてくる子どももいます。正面写真を撮っておかないと、病院で「いつから目はずれていますか？」と聞かれてもわかりません。「自分の子どものことは写真がなくてもわかる」と思うかもしれません。しかし、目の位置のずれは相当注意して見ていないと見逃してしまいます。眼科に相談に行くときに写真を持参すると、子どもがグズっても写真があることで診療がスムーズに進むことはよくあります。

case 21

部屋のきれいさと目の病気の関係

NG

悪くする親

● 部屋を汚くする

OK

良くする親

● 部屋をきれいにする

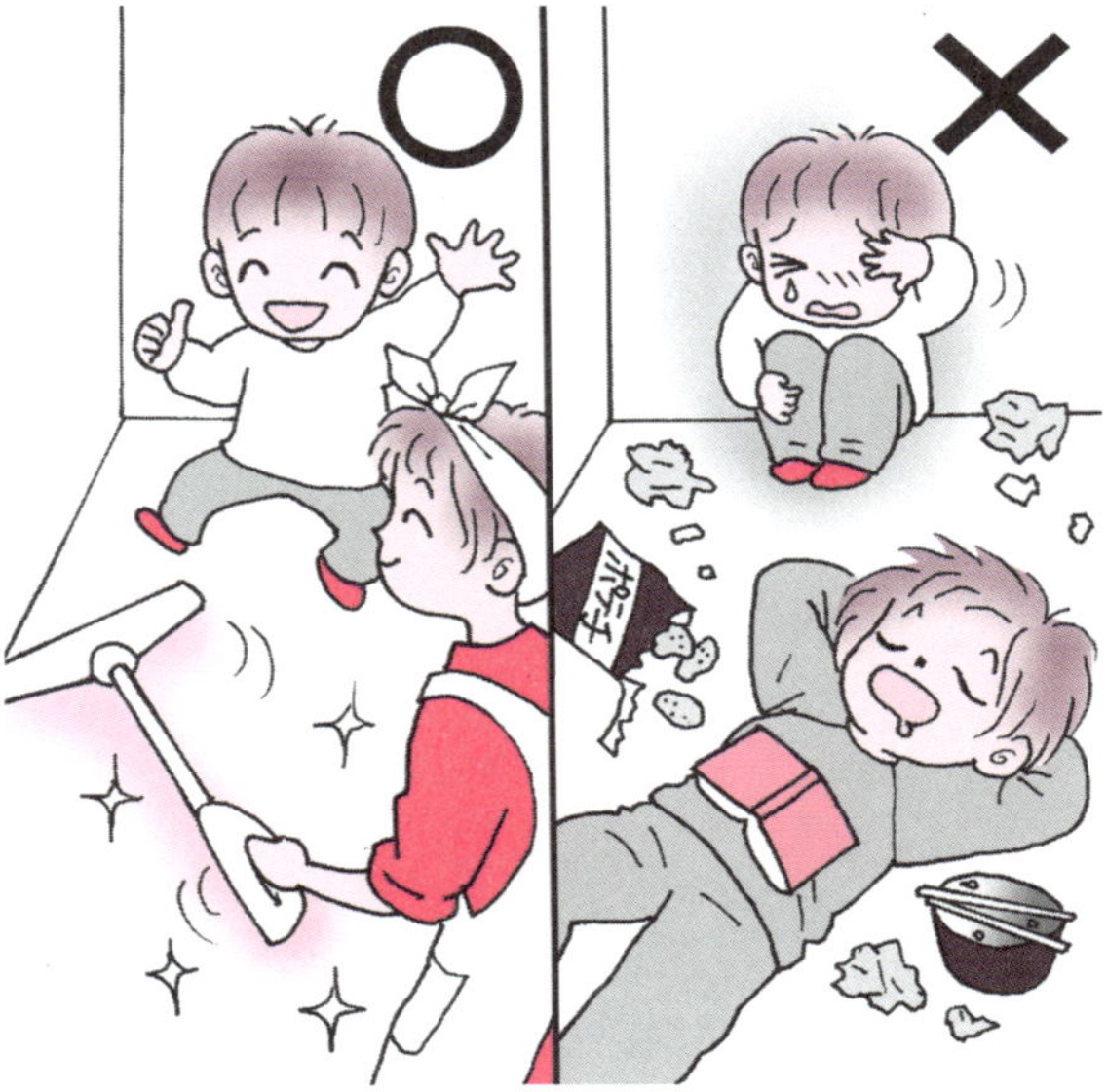

部屋をきれいにして目の病気を防ごう

目と部屋の汚さは関係ないと思われがちですが、そうでもありません。特に子どもの場合はアレルギー性結膜炎が強く出てしまうことがあります。これはホコリやダニや花粉などに対する体の防御反応で、強い炎症が目の粘膜や皮膚に出ているのです。アトピーや喘息が子どものときに強く出やすいのと同じです。

アレルギー症状を引き起こしたときには、アレルギー原因物質を避けることが大切です。普段からできることとしては、ハウスダストやダニのようなアレルギーの原因として浴びやすい物質を減らしてあげることです。アレルギーを引き起こす物質にさらされているだけでアレルギー反応は強くなり、目はどんどんかゆくなります。

アレルギー症状が目に出ると、子どもは強くこすってしまいます。この「こする」というのを長く続けると、若くして「白内障」や「網膜剥離」などさまざまな病気を引き起こす原因になりえます。そのため、家を日ごろからきれいにすることが目を守ることにつながります。

case 22

エアコンを使うとき

NG

悪くする親

● エアコンをガンガン使う

OK

良くする親

● 加湿器などで保湿をする

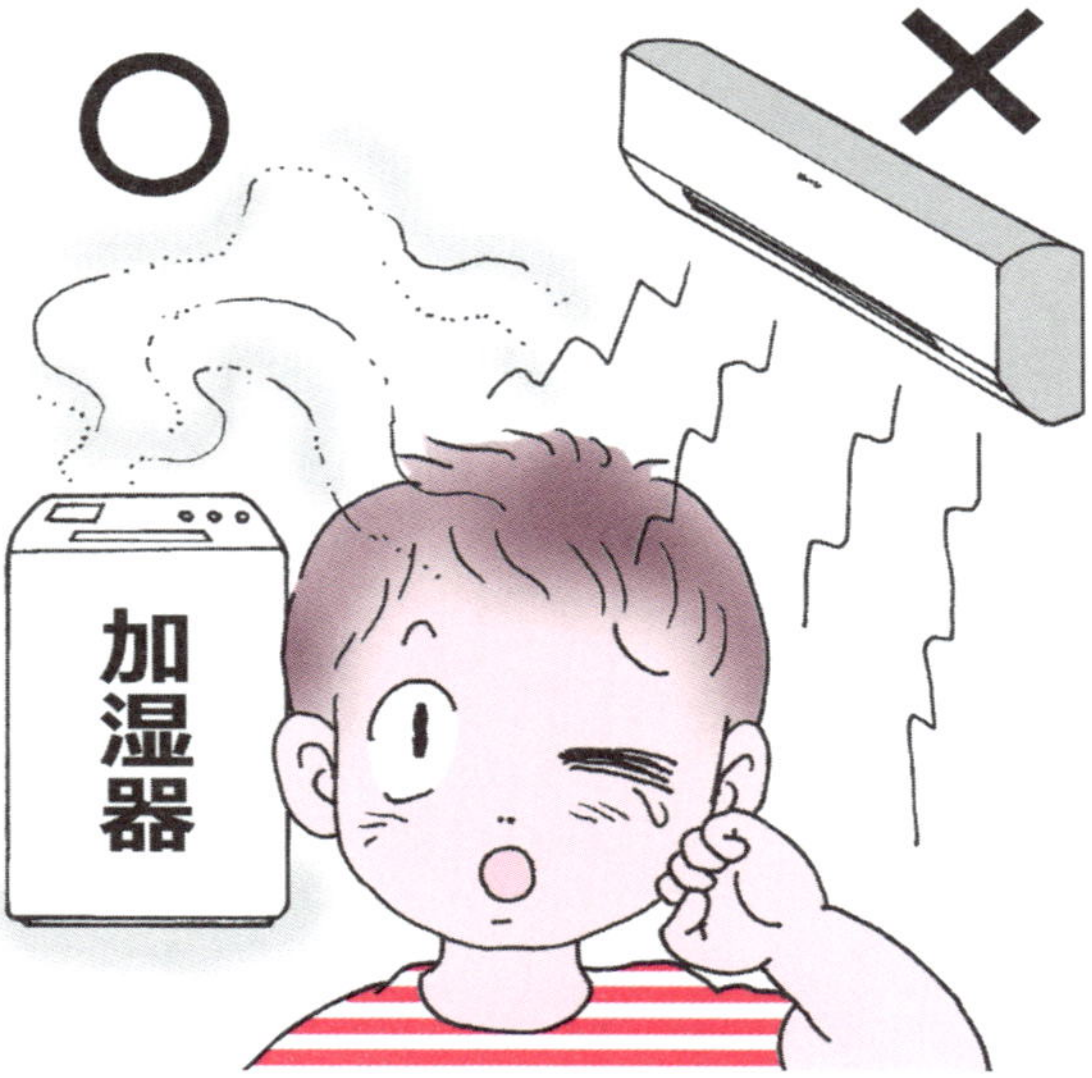

室内の湿度管理で目を保護

子どもの肌はぷるぷるで「こんな肌になりたいな」と思ってしまいます。でもそんな肌だからといって決して乾燥に強いわけではなく、大人以上に敏感です。目も同じです。目というのはむき出しの臓器で、ちょっとした乾燥が目を傷つけて見えにくくなってしまいます。

とりわけエアコンを使うときは要注意です。エアコンを使うと湿度が極端に下がってしまうことがあり、目の乾き「ドライアイ」を引き起こしてしまいます。室内の乾燥はドライアイの大敵です。

子どもの場合は「目が乾いている」という自覚を持ちにくく、また表現もしにくいので、親が気づかずにドライアイの状態のまま放置してしまうことがよくあります。

そうならないためには普段から室内の湿度をきちんと管理することが大切です。

case 23

コンタクトレンズを使用する

NG

悪くする親

● 子どもにコンタクトレンズをまかせる

OK

良くする親

● 親もコンタクトレンズを管理する

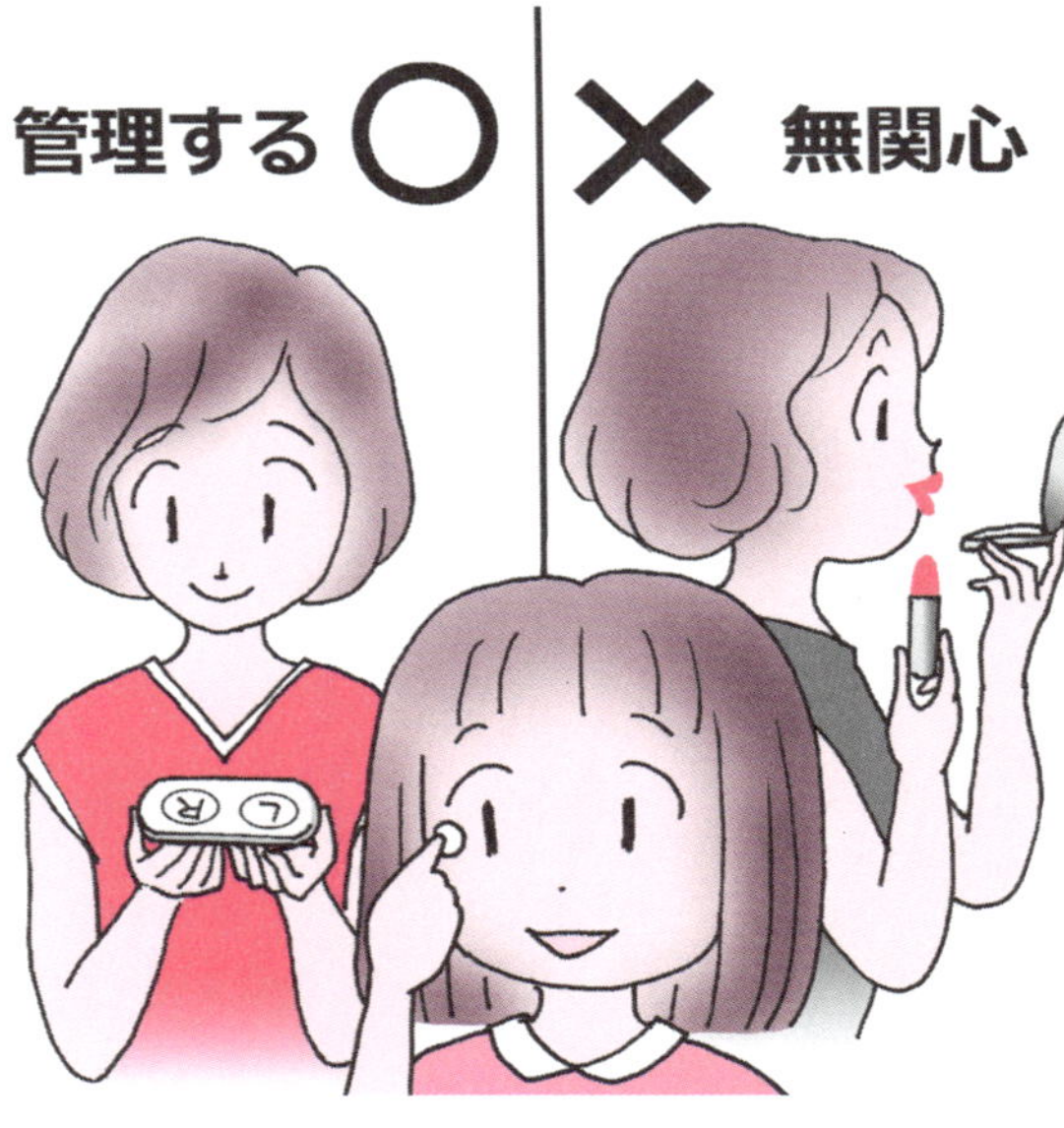

親は定期的にコンタクトレンズの使用状況をチェック

コンタクトレンズは高度管理医療機器といって目に直接入れる医療器具なので使い方を間違えるととても危険です。感染症を引き起こして視力が落ちてしまうこともあります。そこまでいかなくても、充血がひどくなることはよくあることです。

特に若い子の場合は、粗悪なコンタクトレンズを使ったり、一日使い捨てのものを何日も使ったり、「眼科でのチェックは面倒だから行かない」という子どももたくさんいます。

将来見えなくなるリスクより「眼科に行く面倒さの方がイヤ」「値段が300円安い方がいい」「悪くなったら病院に行けばなんとかしてくれる」というように思っているのです。自分の体より数百円を重視してしまいます。

子どもがコンタクトレンズという高度管理医療機器を扱っている以上、親が責任を持ってきちんとしたものを使っているか、装用時間を守っているか、眼科に行っているかなどをチェックする必要があります。

case
24

目の訓練や治療が必要になった

NG

悪くする親

● テレビやスマートフォンを見るなという

OK

良くする親

● 目を良くする環境を整える

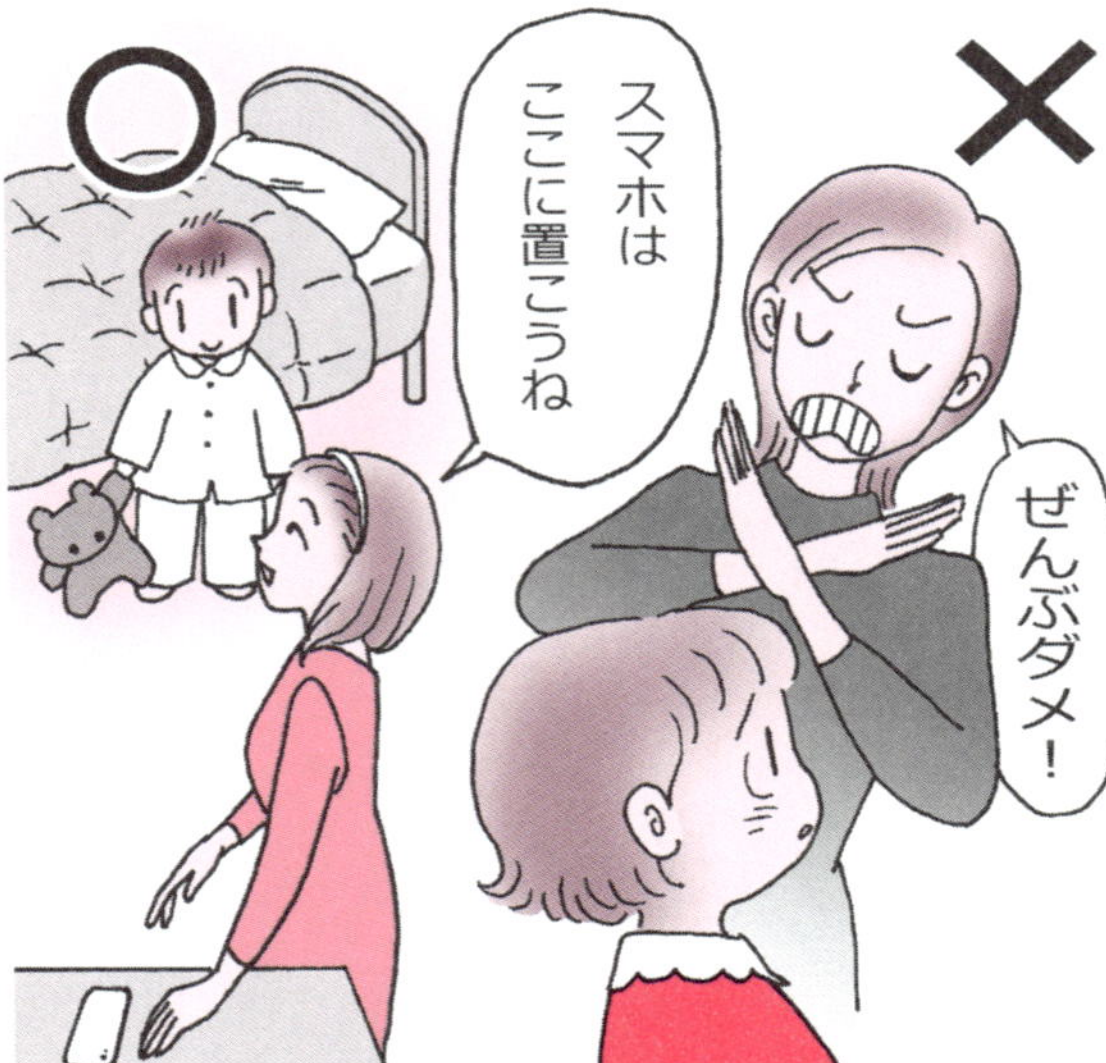

子どもへの無理強いは禁物

目を良くしたい気持ちはわかるのですが、子どもに無理やり訓練させたり、「テレビを見ないように」「スマートフォンを見ないように」と言ったりしても聞いてくれる子どもは少ないでしょう。

ではどうするかというと、環境を整えるのです。まずリビングの真ん中にテレビがあればそれは「テレビを見ろ」と言っているようなものですから、テレビを見えにくい場所に置く必要があります。スマートフォンも「見るな」といっても親の目の届かないところで見るのが当たり前です。禁止するのではなく、例えば寝る前には特定の場所にスマートフォンを置き寝床では見せないようにするなど、ルールを決めたり環境を整えたりする方がうまくいきます。

目の訓練や治療なども無理やり強いるのではなく、自然にそれを「しやすい環境」を作ることが大切です。訓練の道具が必要なときがあります。例えば塗り絵をさせる場合は、塗り絵を簡単に取り出せる場所に置くと、命令するよりもうまくいくでしょう。また、きちんとできたらカレンダーにシールを貼るなどしてやる気を維持していくといった工夫も必要です。

case 25

視力を良くしたいとき

NG

悪くする親

● 子どもにだけ目を良くする生活をさせる

OK

良くする親

● 自分も目を良くする生活をする

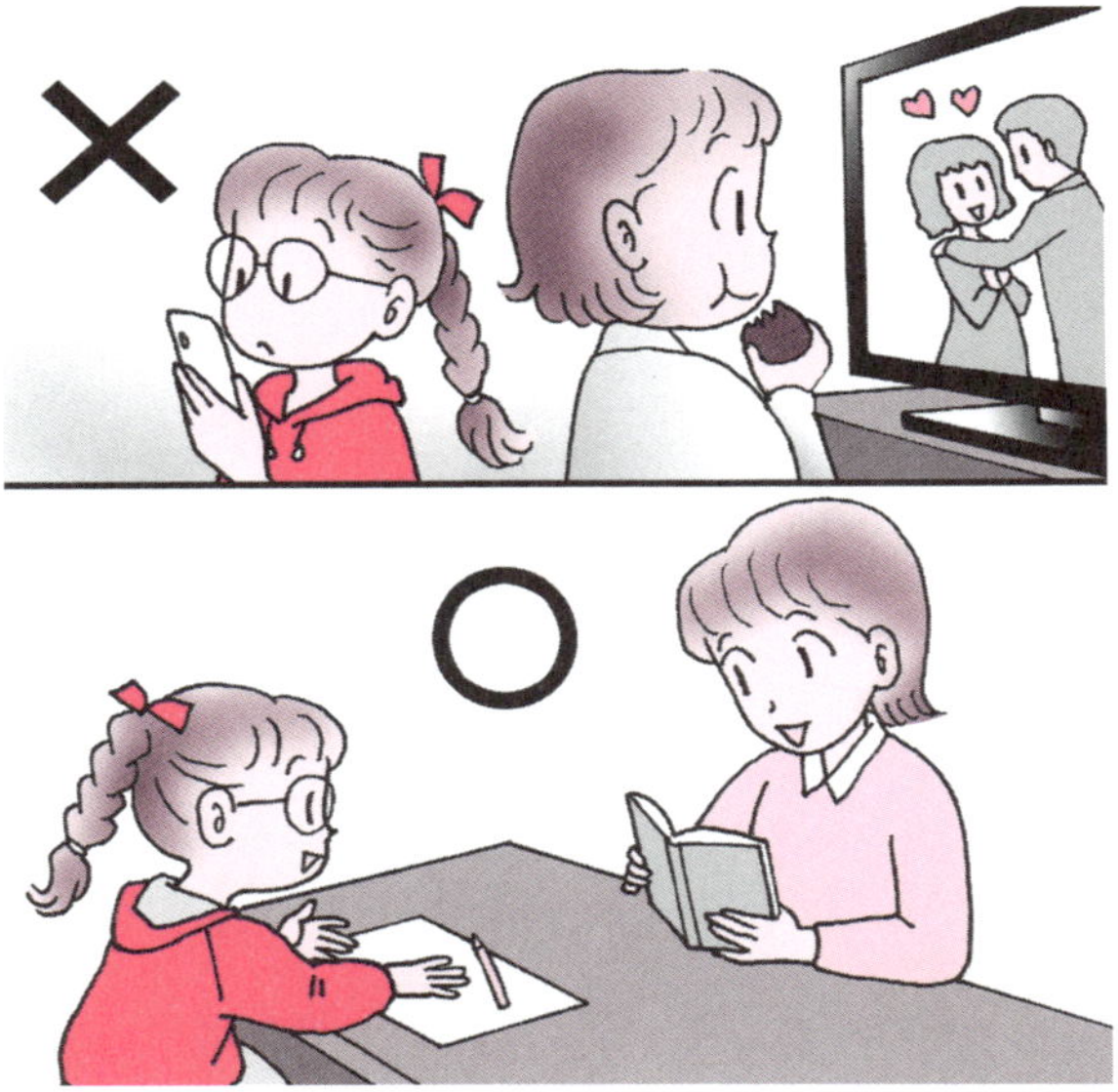

親が子どもの手本となる

子どもには「スマートフォンを見るな」と言うのに自分がずっと使っている、「テレビを見るな」と言うのに親は毎日ずっと見ている、ということがあります。外来でも「でもママもテレビ見てるじゃん」といって「大人はいいの」という返答をする場面もあります。

もちろん大人として必要なときもあります。スマートフォンで仕事の連絡を取ることもあるでしょう。けれども、できる限り子どもの前ではスマートフォンやテレビを自分から見ないでほかのものに代替できるならそうしてほしいのです。

例えば、ちょっとした時間にスマートフォンでゲームや文章を読むのではなく、文庫本や新書などを手元に置いておいてさっと読む、というようにすれば子どもも真似をします。

特に子どもがメガネをかけたがらないときに、私は親御さんにも「伊達メガネでいいからメガネをしてください」と言います。すると子どもも「メガネをすることは特殊なことじゃない」と言葉だけでなく感覚的に理解してメガネをかけてくれます。

第Ⅱ部

注意すべき目の症状・病気

いかがでしたか？

「悪くする親」の特徴が自分にいくつも当てはまった親御さんは、ここで落ち込む必要はありません。子どもの目を良くする方法がたくさん見つかった、ということです。かくゆう私自身、医者として眼科学を学ぶまでは同じ勘違いをしていました。過去の自分を反面教師にしてこの本を書いているところがあります。

ここに書いていることは、インターネットや多くのメディア上にあふれる間違った知見をできる限り洗い出し、医学的な事実をもとに一般の方にもわかりやすい言葉に直して表現しています。

ここからは、自分が「子どもの目を悪くする親」だと判明した親御さんたちが、「良くする親」に変わるために必要な医学的な知識を、もう少し掘り下げて解説していきます。

間違った常識は明日から変えればいいのです。一つでも多くの気づきがあれば幸いです。

「目が悪い」ではなぜダメなのか？

学校で視力検査をするとB判定・C判定・D判定という結果が出てきます。すると「C判定なんですが大丈夫ですか？」と聞かれます。実は、この判定はあまり重要ではありません。なぜならば学校で行った検査だからです。

学校はあくまで「大きい問題がないかどうかを振り分ける」目的で視力検査を行っているだけです。ほとんどの人が間違えていますが、B判定よりもD判定の方が結果が悪い、ということではありません。子どもの視力で絶対に見落としていけないことがあります。それは

「メガネをかけた視力が1・0以上出るかどうか」

です。

仮に判定がD判定だとしても、メガネをかけて視力が1・0あれば悪い病気の可能性は低いです。B判定だった子どもがメガネをかけても視力が0・7となると、これは病気の可能性が高いとなります。

ある子は毎回B判定でした。しかし、C判定やD判定になるわけでもなく「B判定だから大丈夫」と親御さんも考えて病院にはかからないでいました。しかし、成長するにつれD判定となり、高校生になってから眼科にきました。すると「メガネをかけても視力が上がらない」ことがわかったのです。高校生にまでなってしまうとそれ以上視力を回復させることは難しく、そこから治療を始めてもなかなか効果が出ないのです。もし、もっと早く来てくれていれば視力を回復できたのに、と私も悲しい気持ちになりました。

ですから子どもの視力は裸眼の視力よりも「メガネをかけた視力＝矯正視力」がきちんと出

ているかの方が大切です。

子どもの目は成長する

さて、子どもが生まれました。生まれたばかりの新生児はまだ、まるまるとした赤ちゃんというほどでもなく、細くて小さな存在です。目もちょっと開けてこちらを見てくれているようにも見えますが、はっきり目が合ったりするわけでもありません。


生まれたときの目はどのぐらいの大きさでしょうか？

生まれたときの目の大きさ（直径）は16・5ミリです。

「では大人は？」というと、近視も遠視もあまりない人は24ミリです。

なぜか目という臓器は生まれてから大人になるまで大きさが変わらないように感じてしまっ

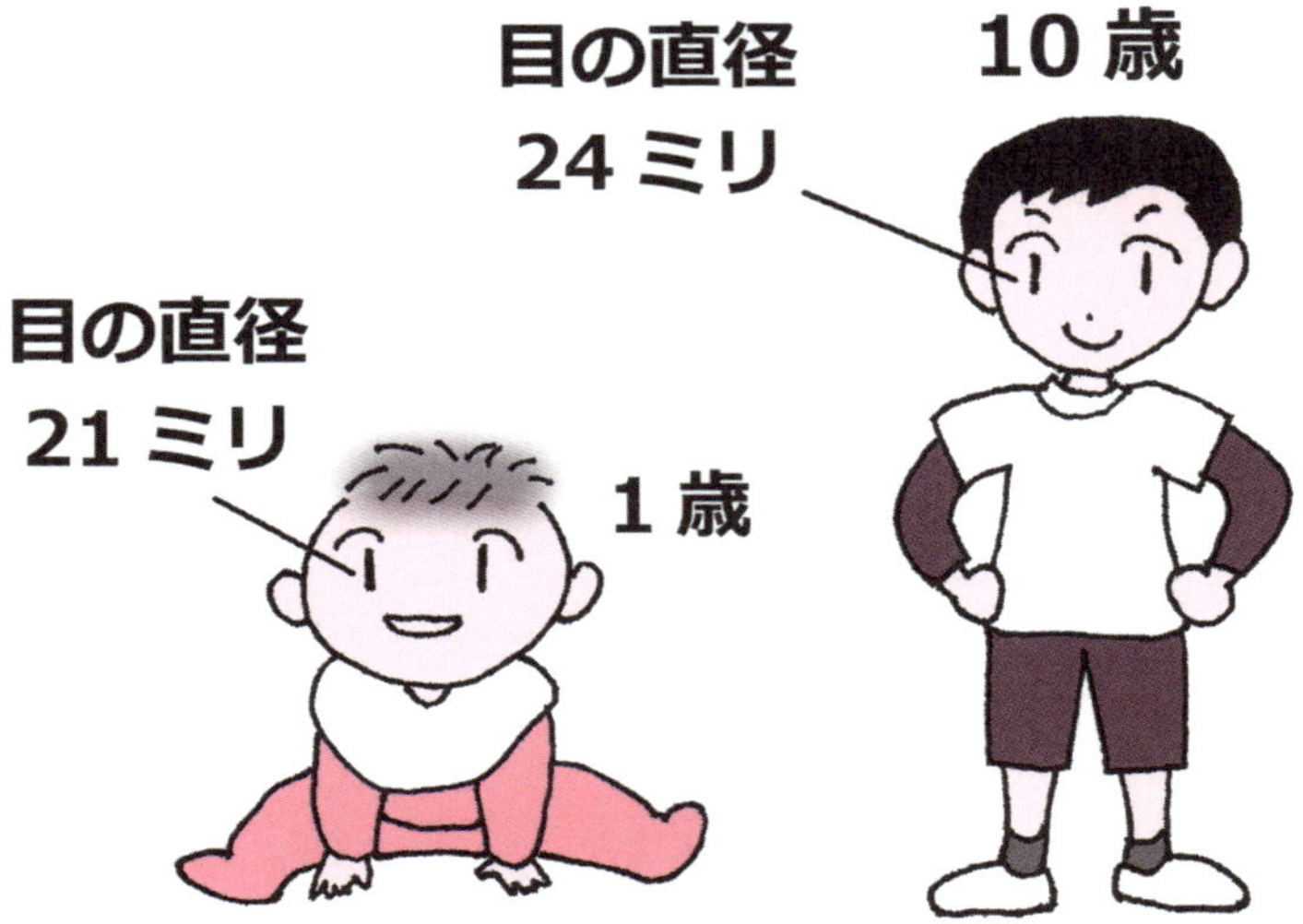

ている人が多いです。けれども、目も毎日のように細胞が入れ替わり成長していきます。だからこそ、子どもの目を良くするという点では「成長」を考えないといけないのです。

大人と子どもの目はまったく違うということがここからわかります。

一般的な目の成長を見ていくと、16・5ミリだった直径は1歳までにぐんぐん成長します。1歳になるとまるまるとした赤ちゃん体形になります。体重も平均は男の子で9・3キロ、女の子で8・7キロと、生まれたときの3倍近くになります。目の直径はだいたい21ミリぐらいに伸びます。そして10歳ぐらいまで伸び続けて大人と同じ24ミリになっていくという成長をたどります。

つまり、子どもというのは手足が伸びて身長が伸びて体重が増えるように目の大きさも伸びていくのです。

視力はどうでしょうか？　生まれたときの視力は0・1もありません。徐々に成長して1歳ぐらいで0・1とか0・2程度の視力が出てきます。2歳で0・4程度、3歳になってやっと1・0という視力になってくるのです。

もちろんこれは視力も目の大きさも平均の話なので、これより早く成長する子どももも遅く成長する子どももいるわけです。

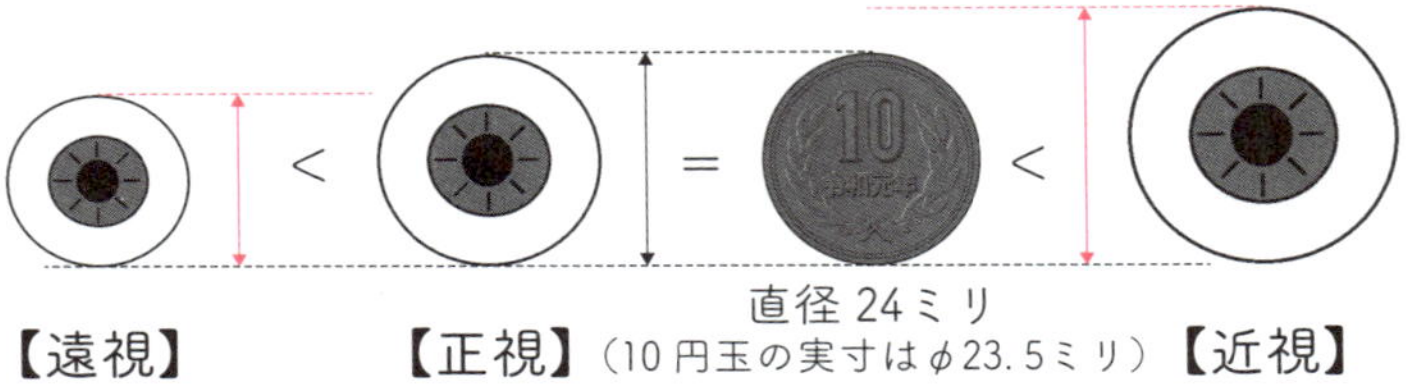

近視の人はどうかというと直径はさらに伸びます。28ミリとか30ミリという人もいます。遠視の人は24ミリまで伸びないのです。20ミリとか22ミリにとどまります。

目の成長に必要なものは何でしょうか。食事や睡眠だけではありません。目というのは「見るという行動」を起こさないと成長しないのです。ですから眼帯をずっとしていると目は成長せずに見えなくなってしまいます。

遠視・近視って何？

最も大切なのは、自分の子どもが遠視なのか近視なのかを知ることです。

その前に遠視と近視の解釈でよくある間違いは
「遠視は遠くが見えて近くも見える」
「近視は近くが見えるけれども遠くは見えない」
だから遠視はいい目である、という勘違いです。

遠視・近視の違いは医学的には目の中に入ってきた映像の光が1点に集まる点（焦点）の位置の違いで決まります。

近視の場合は、網膜という目の内壁の手前（近く）側で焦点を結ぶので近視といいます。遠視の場合は網膜のさらに奥（遠く）側で焦点を結ぶので遠視といいます。

人間にはこれらの映像がどう見えているかというと網膜面に集まった光の状態で見え方が決まります。

焦点がちょうど網膜面に当たればクッキリとよく見えます。このような遠視でも近視でもな

近視・遠視・正視の焦点の位置と見え方

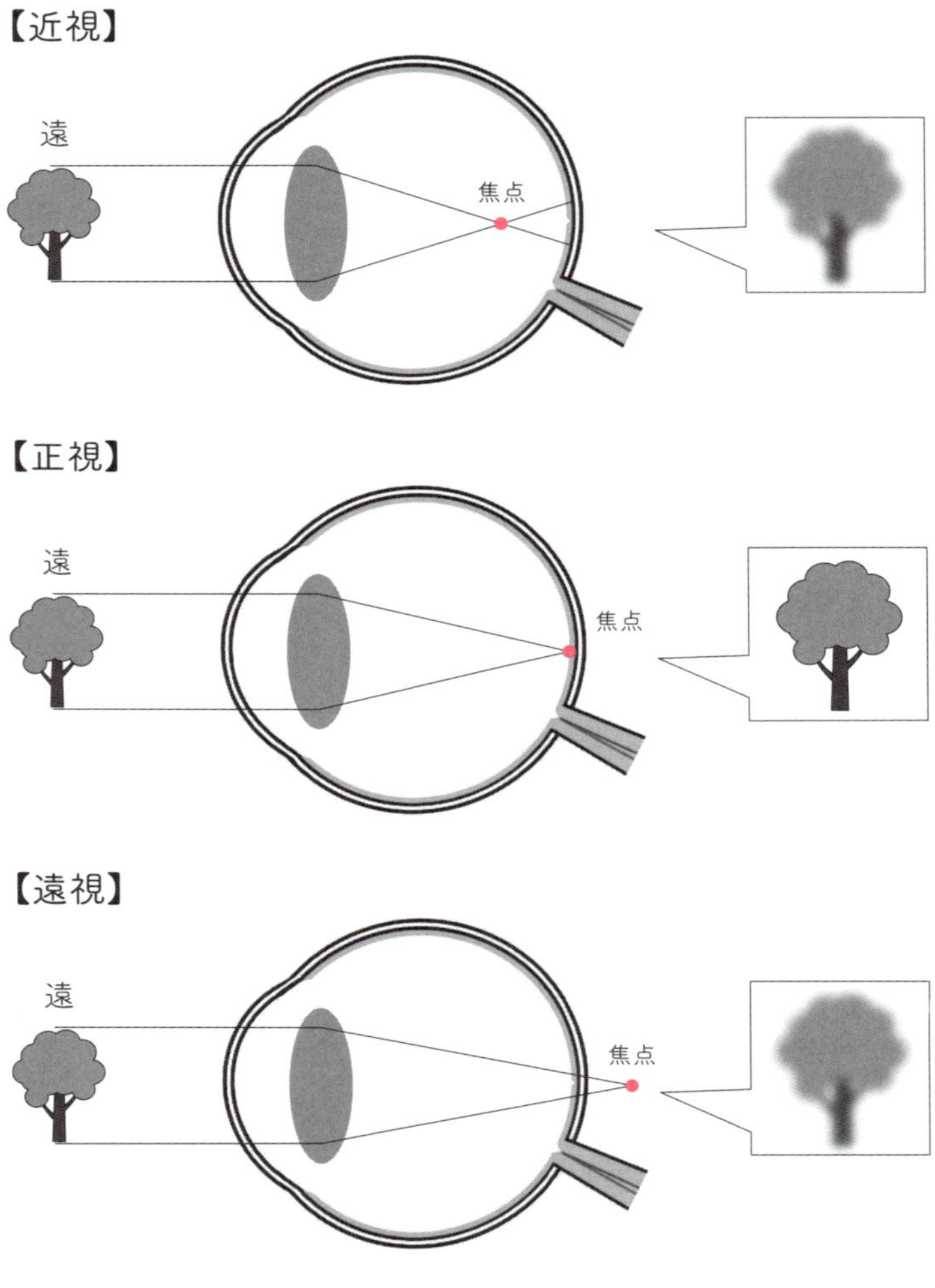

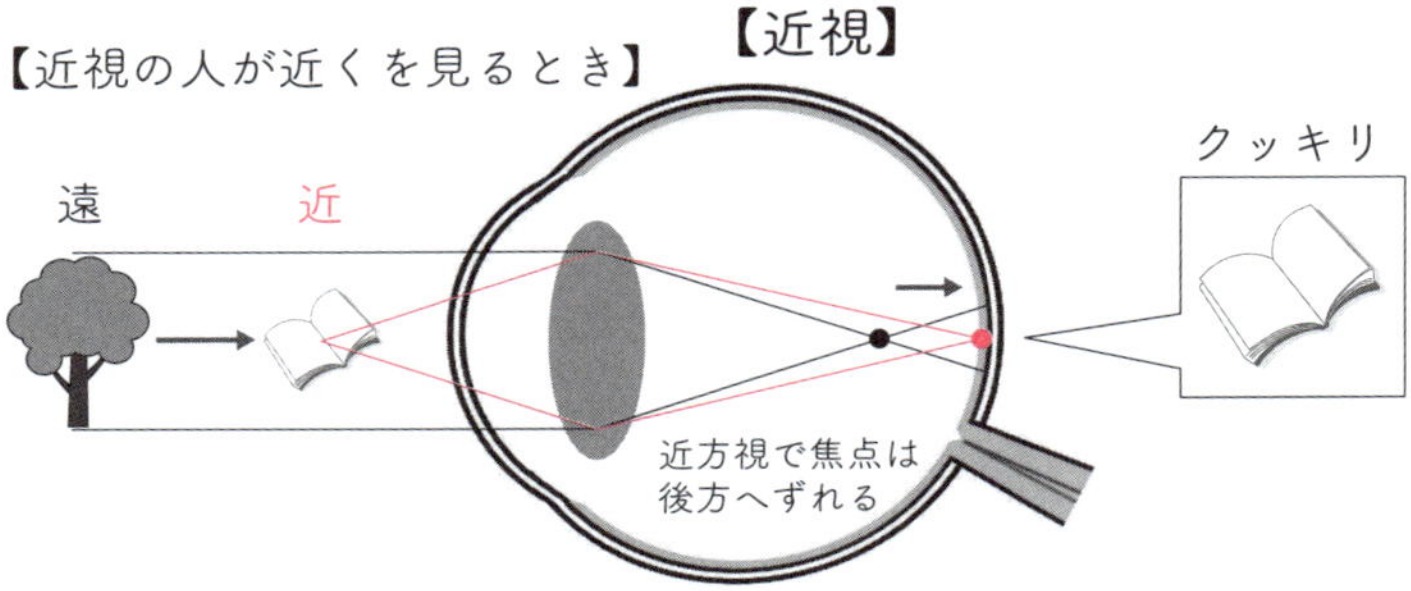

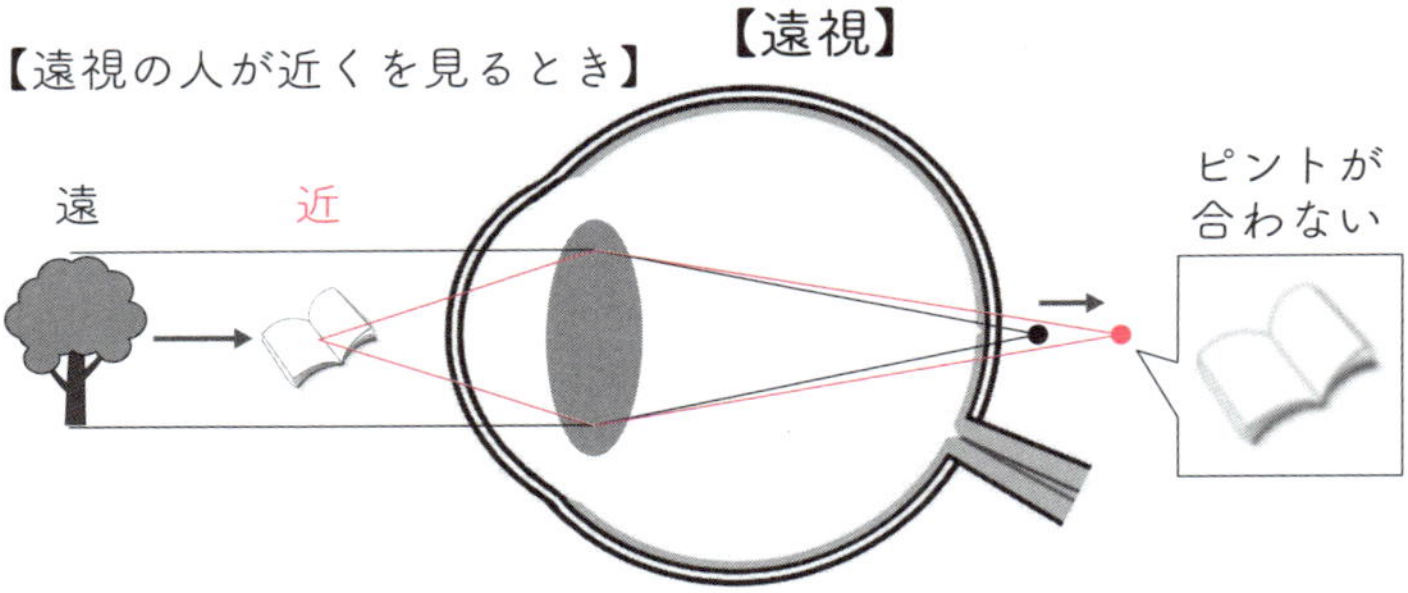

い場合は正視といいます。

右図を見ていただければわかるように、遠くのものの見え方は、近視でも遠視でも焦点が網膜面に合わないので、どちらもぼやけて見えています。

一方で近くのものを見るときは光の進み方が変わり、焦点は後方へズレます。近視の人は結果的にちょうど網膜上に焦点が合うようになるので、クッキリ見えます。

反対に遠視の人は焦点が網膜よりさらに後方へ遠ざかってしまうので近くのものを見ようとするともっとぼやけてしま

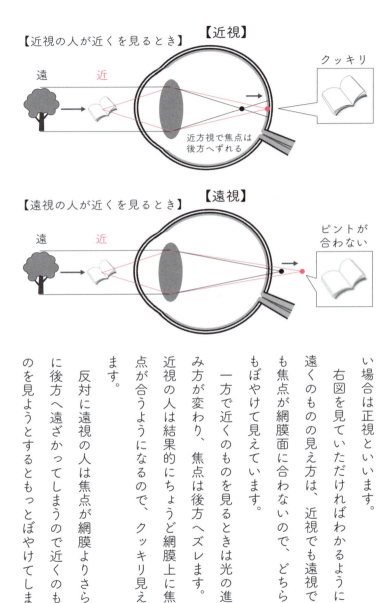

います。

ですから、もし子どもが近視と言われたら「近くが見えるけど遠くが見えていない」

遠視と言われたら「近くが見えないし遠くも見えていない」

状態であると思ってください。

つまり、遠視は「いい目」ではなく「どこにもピントが合わない目」という解釈が正しいのです。

しかし、成長して成人になると、遠視の人は「私は遠くがよく見えるし近くも見える」からやっぱり遠視は「いい目」

近視の人は「私は近くは見えるけれども遠くはメガネに頼らないと見えない」からやっぱり近視は「悪い目」

と口をそろえて言うでしょう。

遠視の子どもは生まれつき遠くも近くもぼやけているので「見えない」自覚がなく、良いも悪いもわからないのはわかりますが、大人になってもまだ誤解してしまうのはどうしてでしょう？

軽い遠視だった子どもが成長して大人になると遠くも近くもわりと見えやすくなります。逆に、近視の子どもは成長して大人になると遠くがさらに見えなくなります。そのため、成人してくると遠視は「いい目」で近視は「悪い目」と意見がハッキリ分かれてくるのです。

大人の場合は目が成長して眼球の前後径が子どものころより長くなっているため眼球が小さいままの状態、すなわち「強い遠視」である大人がほとんどいないのです。

子どものときに軽い遠視だと、大人になれば遠視が弱くなり遠くも近くもよく見える「正視」に近づきます。

子どものときに近視だと、近視は目の成長とともに強くなる一方なので大人になればさらに強い近視になります。だから遠視は「いい目」、近視は「悪い目」という誤解が深まっていくのです。

何度も言いますが、「遠視は遠くも近くもピントが合わない目」なのです。

子どもの遠視を放置すると、とりかえしのつかない問題が生じます。遠視が強いということは「まだ目が小さく成長していない」「ほかの子どもと比べて目の成長が遅い」と考えます。であれば、成長を助けるようなケアをしなければそのまま成長せずに視力が出ないまま大人になってしまう、ということなのです。

特に成長が遅く3歳以上でメガネをかけても視力が1・0でない子どもがいます。そういう場合を「弱視」という言い方をします。弱視は目の成長障害、すなわち「病気」ですので発覚したら早急な治療対象となります。

子どもの遠視は大人の遠視と同じ目線でみてはいけないものだということをわかっていただけましたでしょうか。

乱視って何？

乱視とは目のゆがみです。本来、目の角膜・水晶体というレンズはきれいに光を曲げる性質を持っていて、働きはカメラに付いているレンズと同じです。カメラのレンズにはゆがみ（乱視）はありません。あったら商品になりません。けれどもやっぱり人の体は人工物とは違います。それほどきれいにつるっとした構造ではありませんから、少しはゆがみがあります。ゆがみ方は十人十色で高齢になってくると重力でさらにゆがみが強くなる人もいます。

レンズがゆがんでいると、ゆがんだ部分を通過して入ってきた光はほかの部分とは目の中で

乱視のない目

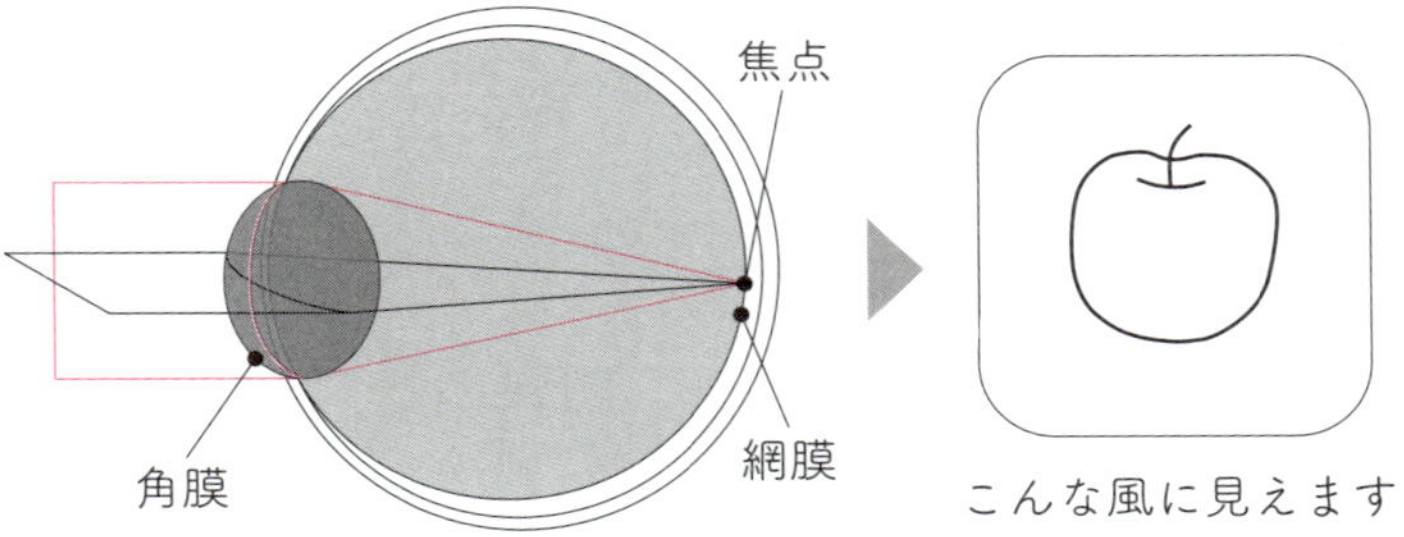

乱視の目

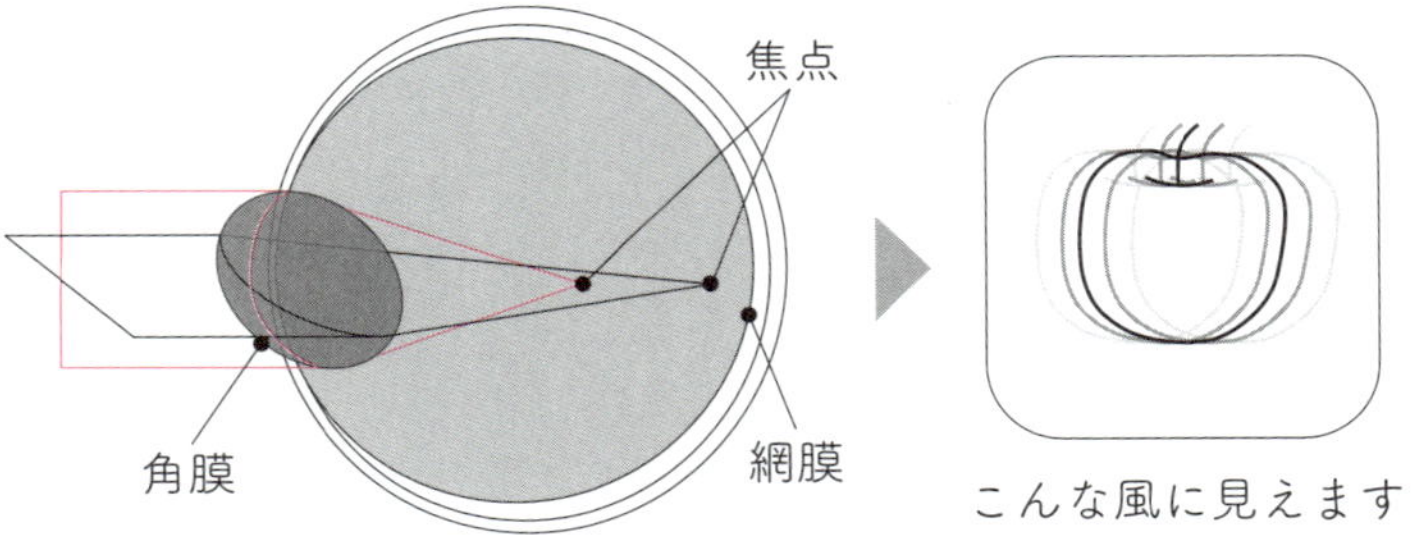

合う焦点の位置が変わってしまいます。そのため、ものがぼやけたり二重に見えたりしてしまうのです。

「私はメガネを合わせるときに乱視がないといわれた」という人がいます。

でも実際は完全に乱視がゼロの人というのはいません。すごく乱視が少なくてメガネで補正するほどではないから「乱視はほとんどないのと同じ」という意味でそのメガネ屋さんは「乱視がない」と表現しただけです。

視力とは何か？

うちの子どもは「0・6程度しか見えない」「視力が悪くなった」と言って眼科に行ったのに、医者からは「視力は良好です」と言われることがあります。

実は患者さんが言う視力と医者が言う視力は意味が違います。

親御さんが、うちの子どもは「視力が0・6だ」というのは、大抵はメガネをかけたら1・0見えるけれどもメガネを外すと0・6までしか見えない、という意味でしょう。

一方、医学的に「視力が0・6だ」というと、メガネやコンタクトレンズをしても0・6以上見えない状態という意味になります。

ある10代の子を持つ親御さんは「うちの子は目が悪くて黒板も見えないのに、あの先生は視力が良いと言うんです。問題ないと言われましたけれど、絶対に視力悪いですよね?」と言います。確かに、その子どものメガネをかけない視力(裸眼視力)は0・3程度です。しかし医学的な視力(矯正視力)は1・0あります。

ですからこの場合は「メガネをかけた視力は1・0ですが、かけないと0・3で見えにくいですよね」とお話ししてメガネをかけて生活を楽にする方法を相談していくことにしました。

このような勘違いだったら、この子どもは病気ではないのでまだいいのですが「うちの子どもは視力が0・6だと先生は言いましたよね。こんなに見えるのに治療する必要がありますか？　私なんて視力は0・3しかないのに」

と言ってこられる親がいます。でもその子どもは医学的な視力（矯正視力）が0・6でした。つまりメガネをかけても何をしても0・6までしか見えていないので、このまま放置して大人になってしまうと、メガネをかけても普通免許も取れなくなってしまいます。そのお母さんの視力は確かに裸眼では0・3ですが近視でメガネをかければ1・0見えていたのです。

3歳以上の子どもでメガネをかけても視力が1・0にならない場合を「弱視」といいます。先ほども述べましたが、弱視は目の成長障害、すなわち病気なのでしっかり治療をして視力を上げる必要があります。大人の場合は「メガネをかけ始めたら一生かける」というのが一般的です。けれども子どもの弱視治療の場合は違います。成長とともにメガネの度数はどんどん変わります。弱視の原因が強い遠視だった場合、成長に伴い遠視が減ってくると何年かメガネで治療をしたら将来はメガネがいらなくなる、ということもあるのです。

子どもは生まれてから12歳くらいまでが、目の直径がぐんぐん伸びて、つまりは遠視だった目が正視～近視になっていく時期です。12歳から先はその生活次第で、さらに近視が強くなる子どももいます。

ですから大人と子どもの目はこれだけ違うということ、そして医学的な視力〝矯正視力〟の重要性をよく知りましょう。

何で近視になるの？

なぜ近視になるのか？　実はそれは医学的にいまだによくわかっていません。いくつかの説があるのですが「これで間違いない」という決定打がどれにもないのです。

現在の仮説としては二つあります。

「調節ラグ説」
「軸外収差理論」

人間の目はピントが自動的に合います。例えば、正視や軽度の遠視の人は遠くを見ても近くを見てもしっかり見えると思いますが、それは自動的に目がピントを合わせているということです。目の中には水晶体というレンズがあります。目はこのレンズの厚みを自動的に変えてピントを合わせます。厚みをどうやって変えるかというと、目の中にある毛様体筋（調節筋）という筋肉が働きます。毛様体筋が縮むとレンズが厚くなり近くが見え、毛様体筋がゆるむと遠くが見えます。どういうことかというと、レンズが厚くなると通過する光の屈折が大きくなり、焦点が前方に移動します。網膜面の後方側で焦点を結んでしまう「遠視」の人はレンズを厚くすれば焦点を網膜面まで移動させピントを合わせられるのです。近くのものを見る時は、焦点がさらに後方にあるのでたくさん筋肉を使ってレンズをぶ厚くしてピントを合わせています。

人の目にはこのピント調節を自力で行う特性があることから、近視になるメカニズムには二つの仮説が考えられています。

仮説①「調節ラグ説」

前述のように遠視の子どもが手元を見るときは、水晶体を厚くして光の焦点を前方へ移動させて網膜面に合わせることでピントを調節し、クッキリ見ています。けれども、強い遠視の子どもの場合、この水晶体の働きだけでは不十分なこと（焦点が網膜面まで移動しきれない）が

遠視の人が遠く・近くのものにピントを合わせる

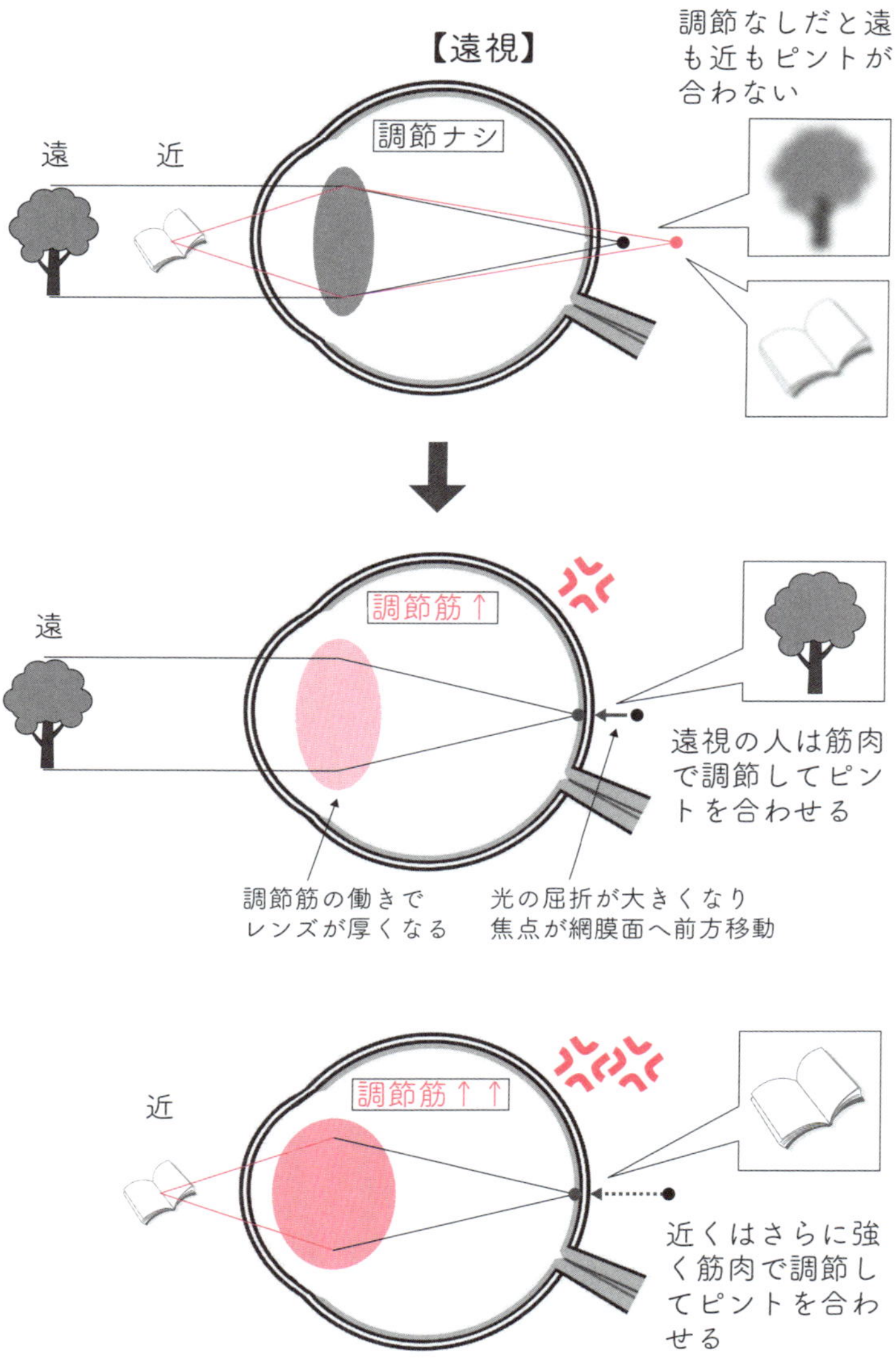

あります。そうするとうまくピントが合わずに疲れてしまいます。疲れるだけならいいのですが、この状態ではまだ網膜の後ろ側に焦点が合っている状態です。水晶体の働きだけではクッキリ見えないので、何とかしようと今度は目玉の方が前後径を伸ばすことで焦点まで網膜面をもっていこうとする、という考え方が「調節ラグ説」です。

調節ラグ説に関連している考え方として、「仮性近視（偽近視）」によって近視が進行するという説があります。

仮性近視は、目の前後径が伸びる本当の近視ではなく、目のピント調節能力がうまく機能しなくて見えていないニセの近視です。ところが、そのニセの近視を放置しておくとそのまま眼軸が伸びて真の近視になってしまうのでは、という考え方です。ただし、仮性近視は毛様体筋の緊張や痙攣（調節不全）で一時的に近くにピントが合ったまま固まってしまう筋肉の力が強い子ども特有の病態です。筋肉を休ませれば治ります。ですので「近視の進行とは無関係なのではないか？」と賛否が分かれています。

調節ラグ説

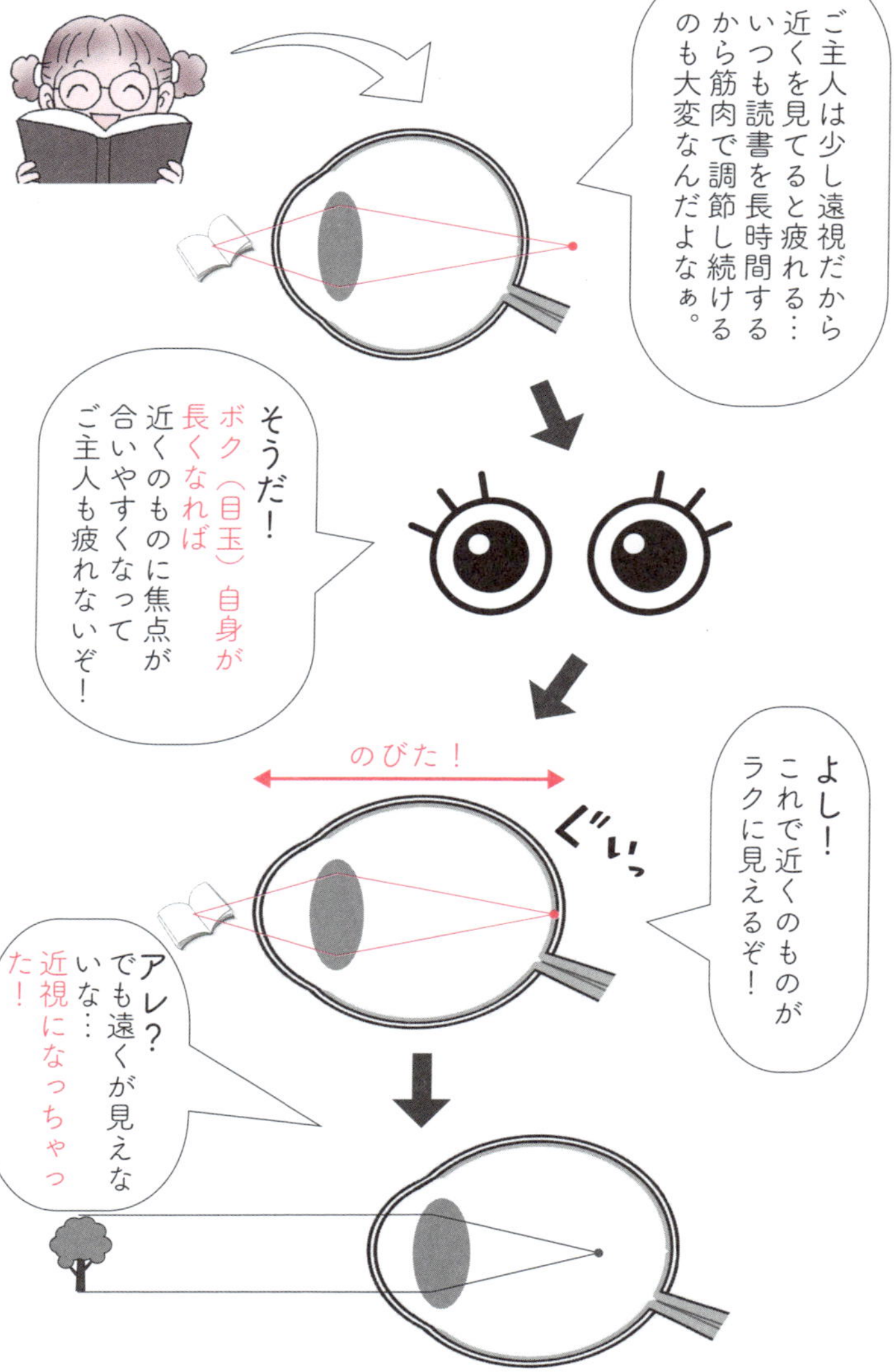

これが調節ラグ説。

仮説②「軸外収差理論」

本来、ものを見ているのは目の奥の網膜の真ん中のところ（黄斑）です。そのため黄斑に映像の光の焦点がばっちり合うとクッキリ見えます。けれども目に入ってくる光は均一ではありません。黄斑以外のところに集まる光の中には焦点が網膜面に合わないことがあります。

つまり、真ん中は見えているのに周辺はぼやけているという状態です。すると目は「真ん中以外の周辺の光もきっちり見えるようにすべての焦点を網膜面に合わせよう」として、これもまた目の前後径を伸ばそうとします。すると、周辺はばっちり見えるようになりますが、目が伸びた分、今度は肝心の真ん中だけピントが合わなくなり結果的に近視が進行してしまいます。これが近視進行の仮説で「軸外収差理論」の概要です。

ある10歳の子どもはどんどん近視になるといって病院にきました。確かに近視も進んでいてこのままだとメガネなしに黒板を見るのは難しそうです。そこで親御さんから「最近この子がゲームばかりしているからでしょうか？」「運動していないから？」「栄養が不十分なのでしょ

軸外収差理論

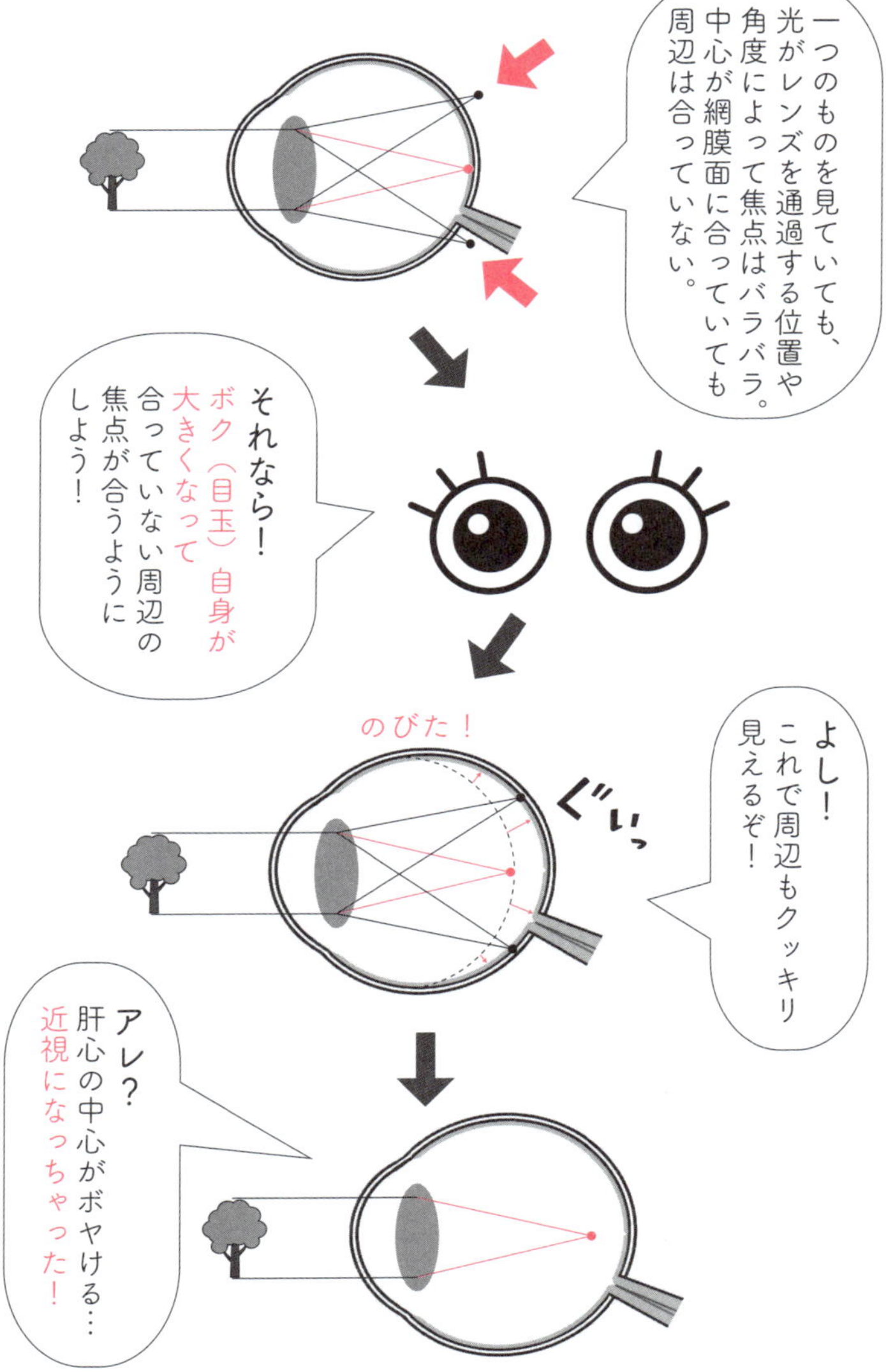

これが軸外収差理論。

うか?」と聞かれます。はっきりしたことがわかっていないので、医者としては「あまりそういうのは関係ないですよ」という一言で済ませてしまうことが多いです。でも正確には「ゲームなど手元の作業や運動、栄養も関係するだろうけれども、どの程度関係するのかも不明だし、具体的にどうすればいいというのが医学的にはっきりしていない」というところです。

はっきりはしていないし科学的な証拠もないのですが、理論的に考えてこうした方がいいだろうというのはあります。例えばゲームをするのであれば、距離を取って画面を離して見る。長時間はやらない。定期的に有酸素運動をしたり学校の休み時間に外で遊んだりする。栄養はバランスよくタンパク質なども摂取する。これらのことは理論的に子どもの目に良いと考えられます。

このように説がまだ定まっていないため、医者によっても対応がまちまちです。「視力なんて何をしても良くならない」という医師もいれば、「いろいろできることをやってみましょう」

という医師もいます。

一方、このように混乱した状態であるとはいえ、医師に「何もしようがない」と言われた人は困ります。わが子の目を少しでも良くしたいという思いがあります。その〝藁にもすがる思い〟を利用して、高額な費用を取る視力回復センターもあります。

私たちは、少しでも子どもにとって良くなる可能性があり、試してみようという思いがあるのならやってみましょう、という考え方で親御さんたちに接するように心がけています。

「メガネをすると目が悪くなる」は都市伝説

「メガネをすると目が悪くなる」は医学的には大ウソで「裏山にツチノコが出る」と同じレベルの都市伝説です。しかし子どもの診療をしていると、現実には心からこの都市伝説を信じている親御さんが本当に多いと感じます。「子どもの目にとってメガネは良いことしかないのになぜ？」といつも思います。だから多くの眼科医がこうした書籍やメディアに出てきて「メガネは目に悪いことなんてないんだよ」と一生懸命説くことになるのです。

もう一度はっきり言いますが、これは都市伝説＝大ウソです。

安心してください。メガネをしても視力の悪化には影響がないことがわかっています。

こうした都市伝説のせいで「メガネをしないで訓練する方がいい」という間違った判断をしてしまうことがあります。あくまでもメガネは裸眼でピントが合わないところを見えやすくするための「道具」と考えてください。近視の場合は、遠くが見えにくいときにかければいいだけの道具です。かけたり外したりしても目に何の影響もありません。治療ではないので、メガネをしたから近視が進まなくなることも逆に進むこともないのです。一生メガネをかけなければいけないわけでもないです。もちろん一生かけ続けている人はたくさんいますが、それはただ単に便利だからです。腕時計も屋外で時間を見るのに便利だから着用します。腕時計で時間を確認することに慣れると、寝るとき以外腕から外さなくなる人もいますよね？　メガネもそれと同じです。かけ外しをしても体に害はないのです。

ただし、遠視や弱視の子どもの場合は視力を上げるための「治療具」としてメガネを使います。薬を飲むのと同じような意味です。ですから、この場合はメガネをかけないと視力の成長を阻害しますので、治療中はメガネをかけ続けることが必要になります。ただ、成長して治療の必要がなくなると必ずしもメガネが必要なくなることもあります。

現存する視力回復法のすべて

医療的な視力回復法

医療で行われる視力回復法にはいくつかタイプがあります。保険適用外の治療も多く、行っている医療機関とそうでないところがあります。やるかどうかはその医師の主義主張によるものなので、やっていない医師に「この治療を絶対やってください」と言うことは避けた方がよく、インターネットなどでやっている医師を見つける方が近道です。

従来行われている方法と最新の治療に分けてご紹介していきましょう。

◆従来の方法

従来行われている治療は、これまで科学的にこのぐらい改善したというデータがありません。ですが日本で長い期間行われてきたということでリスクが少ないというメリットはあります。

①調節緩和剤点眼

ミドリンM®、サンドールM®、ミオピン®など従来ある調節筋を和らげる目薬を使う方法です。

仮性近視により近視が進行するという仮説に基づいています。

仮性近視のようにピントの調節がうまくいかないと近視になる。もしそうであれば、ピントの調節をもっとうまくできるようにすれば近視を予防できるのではないか、という考えです。

ミドリンM®、サンドールM®は、調節力をリセットして瞳孔を開く作用がある目薬です。数時間まぶしく感じてしまうという副作用があります。そのため寝る前に1回点眼する方法が一般的に行われています。

ミオピン®は1日3回程度さします。これも調節力をリセットして近視になるのを防ぐものです。

②ピントのリラックス治療（ワックなど）

雲霧法（P109参照）を応用した視力改善方法です。これも調節緩和剤点眼と同様に仮性近視により近視ができるという仮説に基づいています。毛様体筋が緊張してうまくいかない状態を改善しようとする方法です。ワックなどの専用の機械をのぞき込み、中の絵や写真が遠ざかったり近づいたりするのを見て、あえてピントを外してぼやけさせることで毛様体筋をリラックスさせます。

眼科にこまめに通わなければいけないのがデメリットです。

③通電治療

電気を通してピントの調節をリラックスさせるもので一部の施設で行われています。

◆最新の治療

低濃度アトロピンとオルソケラトロジーはかなり効果が期待されている治療であり、これまで多くの研究結果があります。一方で、日本の研究で「そこまで効果がないのでは?」という研究結果も出ています。遠近両用レンズの場合はリスクが低いのが良い点ですが「効果はあるが軽微」という結果も出ています。バイオレット光に関しては、これまで動物実験が主で今後人間に対して効果があるかの研究が行われます。最新の治療について、一つ一つ見ていきましょう。

①低濃度アトロピン

アトロピンとは目のピントを調節する力を完全に取ってしまう目薬です。強制的に遠くや近くにピントを合わなくさせます。日本ではまだ保険診療として使用が認可されていないマイオピン®などといわれる薬を独自で輸入して使っている医師がいたり、クリニックで自ら調合した目薬を使ったりすることもあります。

例えば、子どもの視力検査のときに調節を完全に取りたいときは1%のアトロピンを使います。この濃度のアトロピンは日本での使用が認可されています。1%アトロピンを近視の治療目的で使用した結果、改善効果があるというデータもたくさんあります。77%の近視が抑制されたというデータもありました。しかし「熱が出る・手元が見えない・まぶしくなる」といった副作用が出るなど数々の問題点がありました。1回点眼すると効果が1週間以上も持続するため、使用した子どもの11%が治療中に不調を感じたという報告もあります。

そこで、0・01%という100分の1の低濃度アトロピンにしてはどうかと考えたのです。低濃度アトロピンは調節ラグ説をもとにした治療法です。具体的には1日1回目薬をさし、目のピントを調節する毛様体筋をリラックスさせる治療法です。

1%アトロピンに比べれば落ちますが、近視抑制効果は確かにあります。「熱が出る・手元が見えない・まぶしくなる」などの副作用が生じないため、子どもにより安全に使う場合にはこちらの低濃度の目薬をするのが一般的です。

②オルソケラトロジー

オルソケラトロジーとは寝ている間にハードコンタクトレンズをする方法です。この方法は大人でも近視や老眼の矯正に行われることがあります。寝ている間はハードコンタクトレンズをしますが起きている間は外します。メリットとしては第一に学校に行っている間などはコンタクトレンズがいらないということです。

第二に行っている期間中はずっと近視が矯正されることです。寝ている間に黒目（角膜）の形を変形させて近視を補正してくれるのです。ですから起きているときもメガネいらずになります。

第三に目を矯正することによって近視が進むのを防いでくれるということがあります。オルソケラトロジーは目の全体のピントを調節してくれるために、軸外収差理論にしたがった視力の改善法といえるでしょう。

デメリットとしては寝ている間にコンタクトレンズをするため、目に傷がついてしまう子どもがいることです。また、子どもがコンタクトレンズを正しく取り扱い、親御さんもきちんと管理していないとさまざまな合併症の危険があるということです。子どもが慣れているからとまかせてしまうと、いつの間にか感染症を起こしてしまうこともあります。

こまめに眼科に通って目をチェックする必要があります。

③遠近両用レンズ

いわゆる遠近両用の老眼鏡を子どもにかけさせるという方法です。これは軸外収差理論と調節ラグ説の両方を基にした近視予防法です。軸外収差理論としては目のピントを中心の黄斑以外も合わせることで近視を防ぐものです。調節ラグ説としては老眼鏡にすることで手元を見ても遠くを見ているかのような状態を作れるというものです。

このため網膜の後方にピントが合ってしまうことで眼軸が伸びる近視進行の仮説を防ぐことができるという理論です。

メガネをかけるだけで副作用がないというのが一番のメリットです。ただしお金がかかること子どもが老眼鏡に慣れる必要があるのがデメリットでした。そして何より『「メガネをしないためにメガネをする」というのがそもそもいいのか？』という問題がありました。

そして研究が進むと、その効果がとても微小であることがわかりました。そのため、補助的な意味合いで使うことが多くなってきています。

④バイオレット光

日光の下で多くの時間を過ごした子どもは屋内で長く過ごした子どもよりも近視の割合がかなり低いという驚くべき研究結果が近年報告され、どうやら太陽光の中にその謎をとく鍵があるということがわかってきました。あくまで動物実験での話ですが、紫色（バイオレット）の光を目に入れることが近視を抑制するということがわかっています。「紫色の光」というのは紫外線ではありません。紫外線は目に見えない光です。この紫色の光を目に入れるためにこの色の波長の光を優先的に通すメガネをかけたり紫色の光を発生する光源を使ったりすることで、近視の抑制をしようという試みです。

現在、慶應義塾大学を中心として研究されており、子どもを対象とした結果がどう出るかが待たれています。

民間療法的な視力回復法

視力回復法は医療的なものが主にはなりますが、一方で「病院でいろいろ治療するまではないけれども何かできることはないか?」と思います。一般に書籍として販売されているもので民間療法的な視力回復の方法が紹介された本は150冊近くあります。そのほとんどに目を通して確認しましたが、いくつかのタイプに分かれます。

脳に関わるもの

仮性近視(調節力)を主としたもの

血流改善
ストレス軽減
東洋医学的

結論から言うと、「近視の子にはガボール・アイ」がおすすめ。遠視や弱視の子は医療的なものだけにして民間療法には手を出さない方がいいです。では、一つずつ見ていきましょう。

◆脳に関わるもの

人間は目で見た情報を脳に送り、脳でものを見ています。脳に病気などがあれば目に問題がなくても視力が落ちます。反対に、目が悪くても脳に問題がなければある程度補正ができますから、脳をうまく使おうというものです。いくつか提唱されていますが、実際に科学的に検証されているのは「ガボール・アイ（パッチ）」と言われるものです。

現在、カリフォルニア大学やカンザス大学で研究された論文があります。ちょっと難しいのでかみくだいてお話ししますと、ガボール変換というのを行うとそれが脳の視覚野に作用しやすいとされています。そこでガボール変換した画像を見て脳が判別する訓練をすることで多少ぼやけた画像も脳でしっかり見えるようになる、という理論です。写真を加工してきれいにする感じです。

メリットとしては副作用がないことと、目が悪い人すべてに行えることです。近視だろうが遠視だろうが改善します。それだけに弱視などの治療をしている人は医学的治療効果なのか不明になるので近視の人だけガボール・アイを行うことをおすすめします。なぜならば脳による補正の訓練なので目の機能との関連が低いからです。

ただ科学的な証拠があるといっても「ずばり良くなる」という魔法のようなものではなく、研究的には裸眼の視力が0・2程度改善するくらいの効果とされています。また、研究自体も

ガボール・アイ

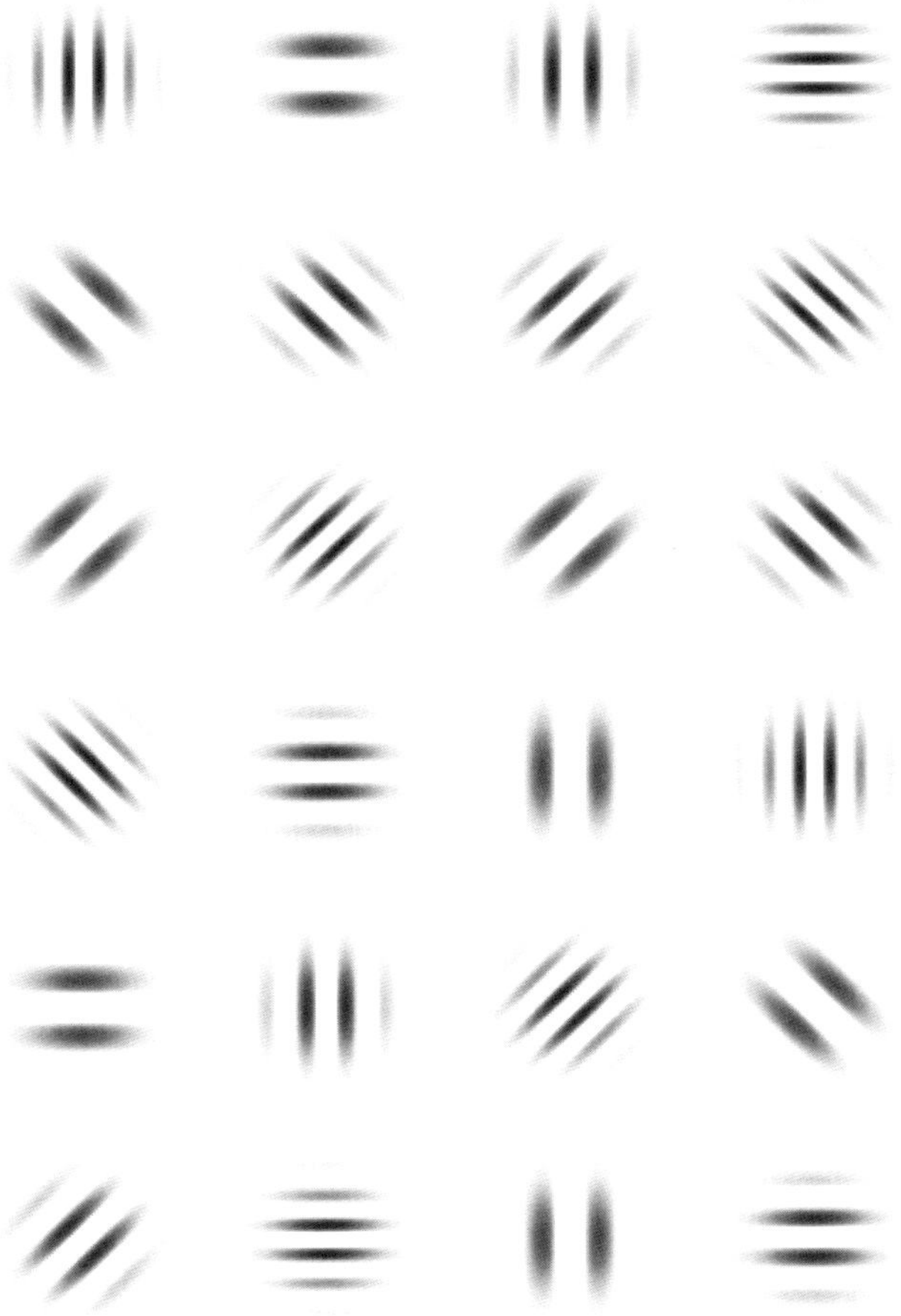

似たような縞模様（ガボール・パッチ）の中から、同じものを見つけることにより、脳が刺激され視力が改善します。まずは右の一番上の図形（縞模様）を見てください。これと同じ模様と角度のものが他にもあります。どこにあるでしょうか？　次にそのひとつ下の図形を見てください。同じものがどこにあるでしょうか？　こうして同じ縞模様の図形を見ていくトレーニングです。
※白黒であることが大切です。

もっと大規模でより精密な研究をするべきだという議論もあり、まだ完璧な証拠といえるレベルではありません。ただ、これから先にご紹介する民間療法的な視力改善法に比べると最も科学的な証拠があるものといえます。

ほかにも交差法などを使って画像を立体的に見る訓練をする方法などもあります。寄り目で見ると飛び出して見えるものです。特にこれは近視抑制の科学的な証拠はないです。絵が見えると楽しいというメリットがありますがうまく行えない人もいます。

◆仮性近視（調節力）を主としたもの

仮性近視が最終的に近視になるという仮説に基づいた改善法です。同様の医療的方法ではワックや点眼治療をご紹介しましたね。ピントの調節能力を良くしようというもので、一つは雲霧法に基づいた方法、もう一つはピント調整の練習をするという方法です。

雲霧法に基づいた方法

子どもは、近くを長時間見続けてしまうとピントを合わせる毛様体筋が緊張してしまいます。これにより仮性近視の状態になってやがて本物の近視を作るという考えがある、という話はしました。

毛様体筋の緊張 → 調節がうまくいかない → 仮性近視 → 本物の近視

ですので、毛様体筋の緊張を取れば近視も予防できるという理論です。

毛様体筋の緊張をほぐす方法はワックや点眼治療などの医療的な方法だけではありません。子どもに軽い老眼鏡（＋2度程度）をかけて遠くを5分ほど見てもらう方法があります。見ている本人はピントが完全にぼやけた景色を見ている状態になり、まるで霧の中にいる様子に似ているため「雲霧法」と呼ばれます。こうすることで緊張した毛様体筋は弛緩し、仮性近視の状態から回復します。

成人でもやや強めの老眼鏡をかけると外したあとすっきり見えやすくなります。なぜならば毛様体筋の緊張は少なからず成人の皆さんにもあってそれが取れるからです。

その他にピンホールメガネというのもあります。小さな穴からのぞき込むと毛様体筋をあまり働かせなくてもクッキリと見えます。小さな穴からのぞき込むことで焦点深度（はっきり見える距離の範囲）が広くなるからです。毛様体筋が働かなくても見えるため結果的に仮性近視が起こりにくくなる、という原理で考えられた方法です。

ピント調整の練習

毛様体筋の緊張を取るには直接作用する雲霧法ではなくて、遠くや近くを交互に見ることによって筋肉をわざと動かして緊張を取る方法です。

例えば30センチと2メートル以上を交互に見る、指をまっすぐ出して遠くから近くをゆっくり見る、というようにピントずらしを行うことによって毛様体筋の緊張を取ります。

◆血流改善

目の血流が良くなれば、さまざまなものに対して効果的だろうということで血流を良くする方法も一般的です。血流改善には、温める・運動・マッサージなどの方法があります。

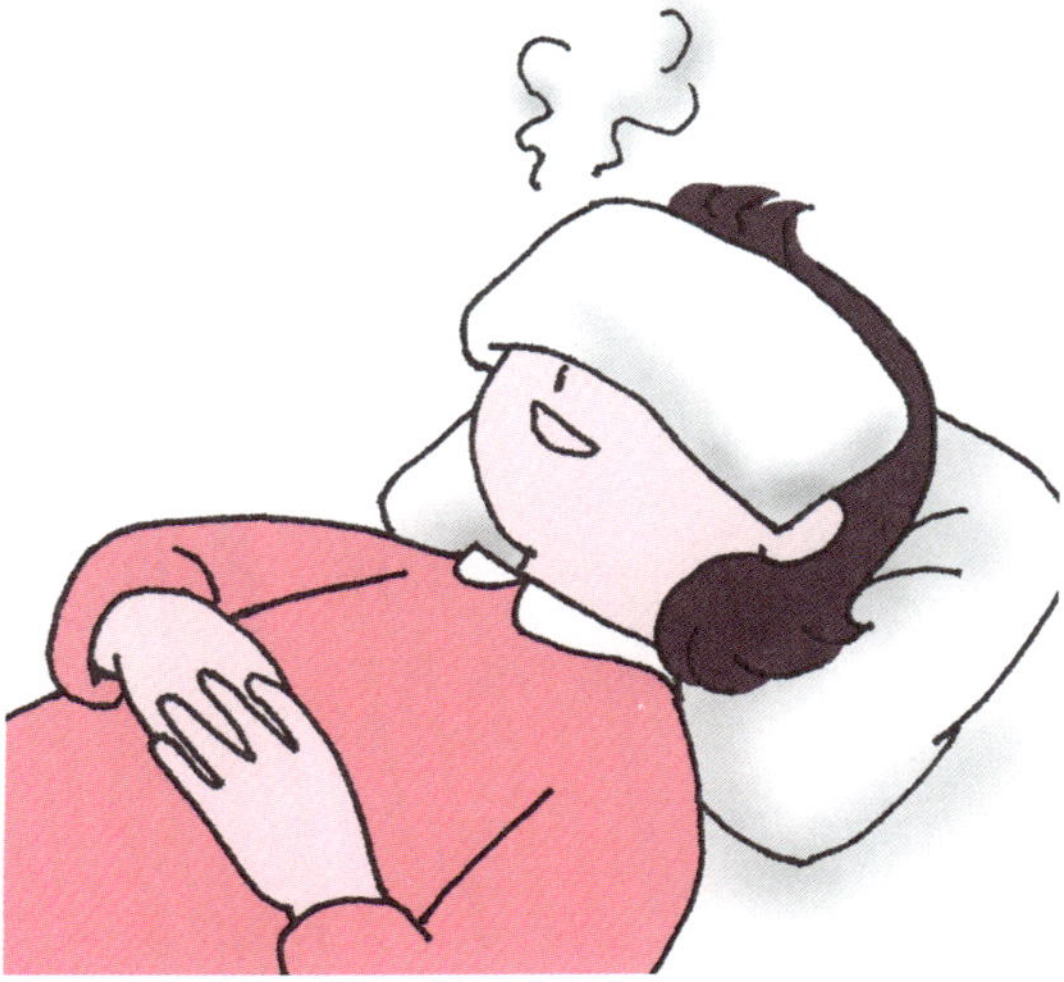

科学的な研究があるのは目を温める方法です。ただし、この場合は視力が良くなるというよりは眼精疲労に効果的であるというデータがあります。

温める方法としては、市販の瞼を温める道具を使う・温めたタオルを使う方法などがあります。タオルの場合は水に濡らして軽く絞ってレンジで30秒程度チンして蒸しタオルを作り、つぶった目の上に置くという方法です。

ただし、目が腫れている、充血している、かゆいときは目を温めるのは避けた方がいいでしょう。反対にドライアイに対しては比較的効果があることがわかっています。

目を動かして血流を良くする方法もあります。マッサージで良くする方法もありますが、目の周りを指で押すため誤って目を直接押さないように注意が必要です。

◆ストレス軽減

遠近感を作る絵・写真などを見るだけで視力が良くなるという考え方もありますが、さすがに平面の絵や写真だけで遠近感を作るのは困難でしょう。気持ちが落ち着くような画像を見ることでリラックスさせるというのが主な目的となっています。

◆東洋医学的

目に効くツボや漢方もありますし、気功やヨガもあります。効果のほどは専門書にゆずりますが、ストレス軽減効果は期待できます。本当に困っている方はこれらに頼る方法もあります。

目のせいで勉強が遅れないために

視力が悪くて勉強が遅れてしまうというのは実際にあります。

ある子どもは近視でした。視力は裸眼で0・4、メガネをかければ1・0あります。新学期が始まり、もう4年生なので黒板の文字もそろそろ小さくなってきています。お母さんが「授業のときは見えているの？」と聞くと「見えている」と答えます。私が「0・4だと結構見えにくいと思うんだけどね」というと、「前の方の席にしてもらっているから見える」というのです。どうするか親御さんとも相談してメガネはせずに様子を見ることになりました。

夏休みのときに、その子どもがお父さんと一緒に診察にきました。よくよく話を聞いてみると「本当は授業で黒板がよく見えていなかった」というのです。「何となくは見えていたけれども黒板の書き写しが遅くなって授業に遅れてしまっていた」ということです。その子どもは「メガネをしたら一生かけ続けなければいけない」と勘違いしていました。そして「メガネをかけたらどんどん目が悪くなる」とも勘違いしていました。正しい説明をすると納得してメガネをかけてくれました。すると2学期は成績が良くなったということです。

このように目が見えにくいと授業に遅れてしまうことがあります。「メガネは一生ではない」「かけても悪くならない」ということを伝えてから話を聞かないと、子どもはメガネをかけたくないために「見えている」とついついウソをついてしまうこともあると反省させられた症例でした。

では学校健診での視力がA判定であればいいかというと、それだけでもダメなのです。

同じような年齢の小学生で最近集中力がないという子どもがいました。視力検査では1・0

あって毎回結果はAをもらってきます。授業についていけず、ついつい授業中に遊んでしまったり友達と話をしたり席を離れてしまうこともあったということです。親御さんが小児科の先生に相談しても原因がはっきりせず、ADHD（注意欠陥多動性障害）かもしれないということになりました。学校の先生も近々特別学級への編入を検討しているということです。

そんな中、おばあちゃんが私の診察を受けていました。夏休みでお孫さんと一緒に来ていてお孫さんの現状を心配していました。「なんだか近くを見えにくそうにしていますけれども、子どもが老眼ってことはないですよね？」というのです。「そういうこともあるから調べてみましょう」ということで検査をすると、遠くは見えているのに近くは0・3程度しか見えません。手元が見えないから教科書が見えず授業に集中できなかったのです。メガネをかけると「教科書もくっきり見える」ということで2学期からも通常クラスで授業が受けられるようになりました。ただ最初は遅れていた授業に追いつくのにちょっと苦労したと言っていました。

このように子どもの目においては、視力検査（遠見視力）の良しあし以外にもさまざまな問題が授業や生活に大きく関わってきます。生活に影響を及ぼすものにはどういうものがあるでしょうか？

近見視力

先ほどの例のように一般的な視力（遠見視力）は良くても、近くがどれくらい見えるかという「近見視力」が悪い子どもがいます。子どもの近見視力が0・4以下や見えにくそうにしている場合は、眼科で相談した方がいいでしょう。具体的には、目から30センチの距離で測定します。次ページに近見視力表があるので試してみましょう。

まずは右目でどのぐらい見えるか見てみましょう。

次に左目でどのぐらい見えるか見てみましょう。

近見視力表

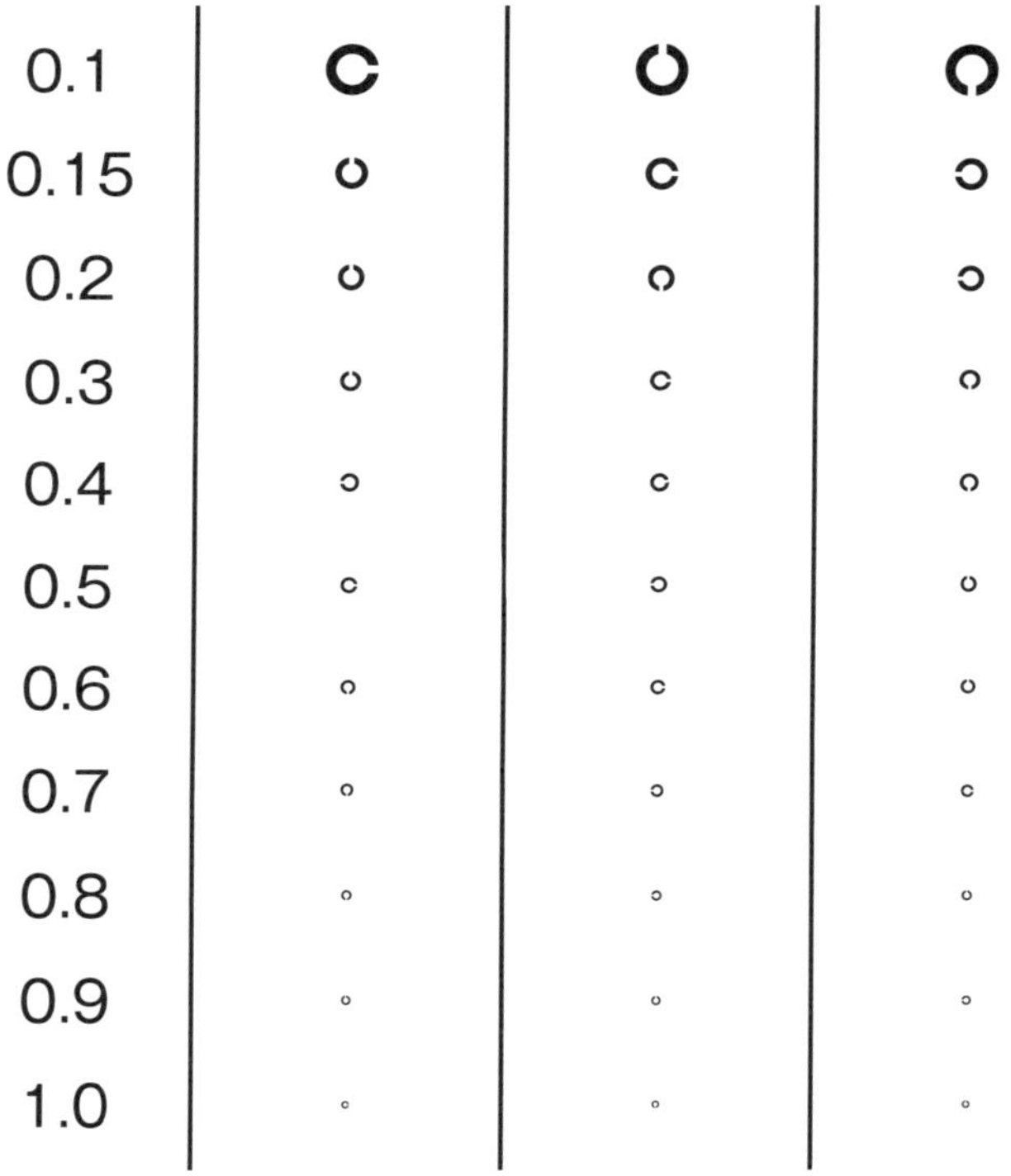

※この視力表は簡易版です。あくまでも目安としてください。
目から30センチ離して見てください。

実用視力

視力検査は測定するその瞬間に見えるか見えないかを判断します。しかし、中にはしばらく目を開けていると徐々に見えにくくなってくる人がいます。例えばドライアイの人です。そういう人の場合、目を閉じて開けた瞬間は視力が1・0でしっかり見える。けれども目を開けて10秒もすると目が乾いて視力がどんどん落ちて、0・5くらいまで下がります。するとこの人は眼科での検査結果は視力1・0という評価ですが、普段生活しているときの実用視力は0・5前後まで落ちている可能性があるのです。

特に本やスマートフォンなど電子のものを見るとまばたきが減るので顕著に見えにくくなってきます。本や教科書を見ていて疲れているときは注意ですし、まばたきをせずに10秒我慢できないというときは眼科で相談した方がいいです。

斜位

「斜視」は目の位置がずれて両目が同じ方向を向けない状態で、治療の対象となることが多いです。一方「斜位」は「普段は両目ともまっすぐ向いているけれども、時々ずれていることがある」目の位置の状態です。とりわけ外側にずれやすい子どもの場合は、本を読んだり、勉強をするときに疲れやすいことがあります。それでも普通に生活や勉強もできるのですぐに治療の必要はないことが多いですが、特に高学年になって勉強量が増えてきたときに「頭痛や体調不良・疲れ」となって表れることがあります。その場合はメガネの調整が必要ですから眼科への相談が必要です。

立体視

両目でものを立体に見る能力です。両目の視力が1・0あるからといって人間はものを立体に見ることはできません。

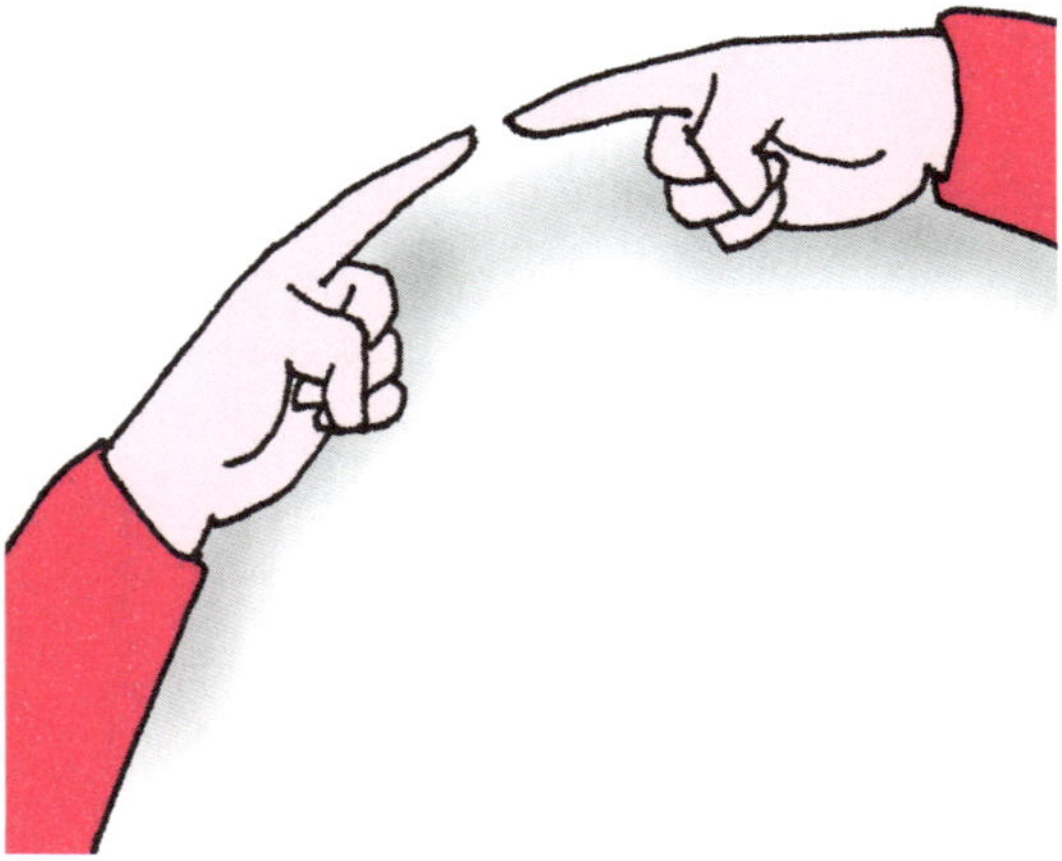

例えば、両目を開けたまま右手の人差し指・左手の人差し指を出してください。そして指先を合わせてください。どうでしょうか？　すっと合ったでしょうか？

次に左目を閉じて右目を開けてください。同じことをやってみましょう。

今度は右目を閉じて左目を開けて同じことをやってみましょう。

すると両目で見ていたときよりスムーズにはできなかったと思います。これは片目で見ていると視力は1・0あっても立体的にものを見ることはできないからです。

ただ、立体的にものを見ることができないとはいっても、例えば片目でもゆっくりやればなんとか指と指を合わせることはできます。これは体の経験的な感覚や影の状態・距離による大きさの比較といったほかのヒントから距離感をつかんでいるにすぎません。

両目での立体視はおよそ8歳までに獲得する能力ですが、斜視があったり右目と左目の見え方に大きな差がある状態を放置していると、仮に両目とも視力1・2でも立体視ができない目になってしまうのです。

そして子どもが立体的にものが見えているかどうかというのは、現状の日常生活などでは大きな問題ではないでしょう。しかし、今後は3DやVRという新しい映像技術がどんどん出てきますから、これからの時代では重要になります。これらの映像を正しく体感するためには、この立体視という能力が不可欠だということを覚えておきましょう。

コラム

色覚

最近、学校健診の検査項目に色覚検査が復活したことをご存じでしょうか。これからは子どもの色覚が正常かどうかも親御さんは気にされることでしょう。実際「色覚が正常ではない人」は、男性は20人に1人、女性は５００人に1人います。つまり男性ではあまり稀ではないということです。そのタイプにもよりますが、簡単にいうと、ほかの人と色の見え方が違うだけで病気ではありません。色の見え方以外はすべて正常なので、生活で困ることもほとんどありません。昔は色盲や色弱と呼んでいましたが、病気ではないものに対して「盲」とか「弱」という言葉は差別的だということから「色覚異常」に変わり、最近は「異常」もよくないということで「色覚多様性」という呼び名に変わっています。現代社会ではそれで就労制限が生じることもほとんどなくなりましたが、いまだに飛行機のパイロットや電車の運転士など、ごく一部で就労試験項目になっている職業があります。

原因は遺伝的なことも関連していますが、病気ではないので治療法もありません。ただ、「見分けがつきにくい色」というのがあるので、日常生活でここは気をつけるというのを確認していくことが対策です。聴覚でも、音の聞こえ方が異なる絶対音感がある人とない人がいるのと同じようなものですね。なによりも親御さんが変に意識しないことが一番子どものためになるのです。

VR・3D・スマートフォン時代の目

最近よく聞く言葉で、AR・VR・3D・スマートフォン・パソコン・LEDというのは目に関連して重要です。子どもの目にとってどのような影響があるのかを理解しておかないと、不用意に使わせて将来後悔することになります。また、その子どもが将来「使いこなせるのか?」というのもあらかじめ知っておかないと無理やり使わせて苦しめてしまうことがあるのです。

実際に立体視ができない子どもがいました。その子どもは3Dの映画を見たり、3Dのゲームをしたりしても実際には立体に見えないのです。そのことを親御さんはあまり理解しておらず、大手テーマパークの3Dで見えるアトラクションに誘ったということです。本人に聞いてみると「何となく見えた」ということで多少は楽しめたからよかったのですが、もしこれが

「家族だけ楽しめて自分だけは不快で見えにくい」となったら悲しいことです。

最も重要なのは3DとVRです。これらを正しく見るためには視力だけではなくて立体視の能力（物を両目で立体的に見る能力）が必要です。視力はだいたい3歳くらいで1・0になります。しかし、立体視という観点でいうと全体的な立体視機能ができてくるのが6歳前後、さらに目の位置などが安定してくるのは12歳前後といわれています。

3Dにはいろいろありますが、よく使われるのは「映画」「テレビ」「ゲーム」「遊園地」でしょう。使用時間はそれほど長くないものの、例えば3D映画を見て急に斜視になってしまった子どもも報告されています。そう考えると、せめて7歳になるまでは3Dのものはできる限り避けた方が無難です。なぜ急に斜視になってしまうのでしょうか？

例えば、私たちは靴を履くときは靴という立体のものを両目で見て立体だと判断しています。右目で見た靴と左目で見た靴は距離も角度も違うわけです。これら左右二つの映像を脳で処理して「ここに置いてある靴は遠くにあるから、もうちょっと手を伸ばさないと届かないな」と判断します。

一方、3D映像というのは平面のものを見て、さも立体であるかのように感じるシステムです。実際には右目と左目に違う画像を別々に見せて平面のものを立体のように感じるようにできています。つまり脳内の正常な立体視のシステムとは違うシステムで立体に見ているのです。かなり不自然な2枚の映像を奥行きが出るように右目と左目に別々に投影し、それを脳内で組み合わせることで立体的に見えます。この脳での組み合わせ作業は想像以上に負担がかかります。

ですから、3Dの映画などを見ると通常の映画に比べて疲れるのです。発達途中の子どもではさらに顕著に脳に負担がかかるため、右目と左目のバランスがおかしくなって斜視を引き起こしてしまうのです。

続いて最近人気が出てきているのが、家庭で専用のマスクを装着するだけで大パノラマの立体映像が見られるVRです。システムは3Dと似ていて右目と左目で別々の2枚の映像を見て、脳がそれを立体的に構成し直して奥行きを感じるようにできています。けれども3Dと違う点は、完全に目の周りを覆って右目と左目を分離させて見るようになっていることです。この場合、顔の大きさが重要で、VRは大人に合わせて設計されているため右目と左目の距離が大きい設定になっています。顔が小さく右目と左目の間の距離が短い子どもがそのまま使ってしまうと、「大人が装着して自然にまっすぐに見て両目に投影される画像を子どもの目の距離で無理やり見て、何とか頭で1枚の立体映像に構成する」ことになります。

こうなると3Dのときよりもさらに複雑なことを目と脳に課すことになり、頭が痛くなったり酔った感覚になったりしてしまうのです。ですから、VRは顔の大きさなどが安定する12歳までは待ちましょう、ということなのです。

それなのに「最新の映像技術を知っておかねば」という理由だけで子どもの体を害するような機械をついつい使わせてしまう親がいます。本人に悪気はないと思うのですが、後悔してほしくないのです。ですからVRを使う年齢基準を知った上で子どもにいつから使わせるかを考えてほしいのです。

VRに似たものでARがあります。これは現実世界とVRを組み合わせたようなものです。例えば「ポケモンGO」のようにゲーム画面と現実世界をリンクさせ、そこにモンスターがいるようにゲーム画面上にモンスターを表示するという手法のARもありますし、VRと同様にメガネをかけて現実にない机が目の前にあるかのように表現するARもあります。

ARの場合は、ポケモンGOのような平面上に映像を表示する2DタイプのARであればさほど問題ないですが、立体表示する3DタイプのARは子どもへの影響はVRと同じと思った方がいいでしょう。

そのほか、近年普及してきたもので心配なのはスマートフォン・タブレットです。スマートフォンを子どもに見せるのはあまりよくないというのは何となく感じていると思います。けれども渡しておくと親は楽ですし、子どもも欲しがるからつい与えてしまう。「子どもにスマートフォンを見せないようにしましょう」と世の中の人は簡単にいいますが、そううまくはいきません。

実際にスマートフォンを持っている人は世の中にあふれていて皆夢中で楽しそうに使っています。友達が使っているのを見れば欲しくなる、使いたくなるのは当たり前です。つまり「見せないようにする」というのは相当な意志を持っていないと不可能です。

ではどのようにすればいいでしょうか？

子どもがスマートフォンを使うことを前提に、目に優しい使い方を考えてみましょう。まずスマートフォンやタブレットの場合は画面がまぶしいと疲れるので光量を落とします。環境の明るさと同じ程度の光量で見るのが目に適していますので、明るい部屋であれば5〜6割程度の光量に調整してください。次に画面はなるべく大きいものにします。できればスマートフォンよりもタブレットの方がいいわけです。画面が大きくなると自然に顔を離して見るため目に優しいのです。30〜40センチは目から離しましょう。おすすめは首からさげる長めのストラップを付けて、これをピンと張ると30～40センチになるように調整します。そしてストラップがたるまないようにと言って使わせます（ご家族みんなでこの首ストラップを使いましょう。子どもだけに強いるよりも自然に真似してくれますよ）。

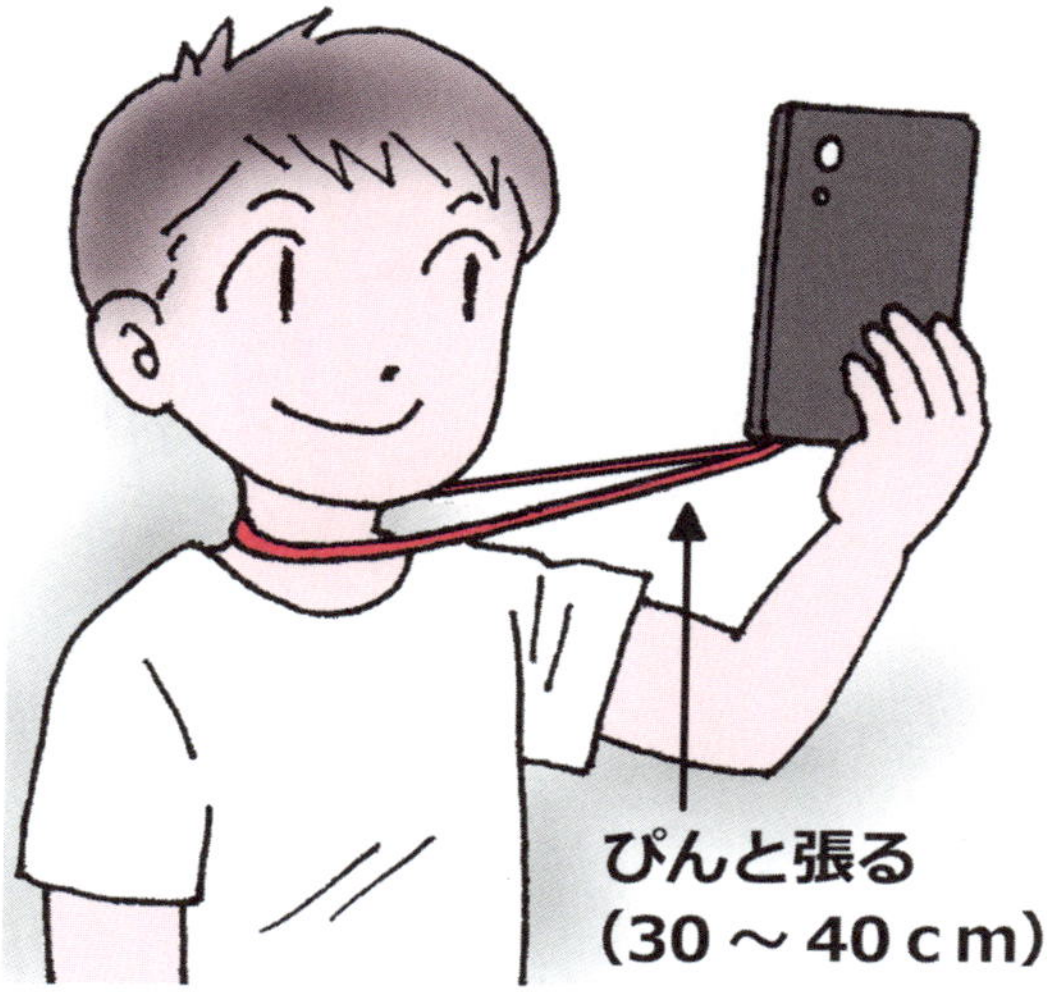

ゲームの場合は、画面を見続ける時間を制限すれば目への負担は少なくなります。時間を制限しないと子どもは体力が尽きるまでやり続けます。子どもからすれば、楽しいゲームの時間を制限する親の存在はゲームのラスボスよりも憎いことでしょう。どうやったら時間を守ってくれるのでしょうか。

一番やってはいけないのは無理やり電源を落とす、取り上げることです。制限時間を決めると、最初は守れても次第に5分、10分とオーバーしていき「もうちょっとだけ」が当たり前になります。それを防ぐための一つの方法として、例えば約束の時間を30分と決めたら20分くらいから「あと10分だよ」「もうそろそろ30分だよ」と声をかけます。さらに、時間が過ぎた場合のペナルティとして、5分オーバーしたら翌日のゲーム時間は5分減らして25分になるというルールにします。逆に5分早く終えたら翌日にその5分を繰り越せる（最大繰り越し時間は10分）、という嬉しい特典も付けます。そうすると、どうすれば30分ちょうどで終わるかを考えてゲームをするようになります。

そして約束の時間を守れたら褒めてあげることも大切です。

眼科の検査って何をしているの？

子どもの検査をしているときに、横で見ている親御さんが「あれは今何をしているのか」というのがわかっていると、検査はスムーズになり間違った結果が出にくくなります。

あるお父さんは厳しい人でした。自分は子どもの頃から視力が1・2と良くて遠くが見える目です。それなのに子どもの視力が悪いということに腹が立っていました。視力検査をするときに、子どももついつい集中力が途切れてしまいます。検査の途中でつまずくこともあります。するとお父さんが「もっとちゃんとやりなさい」と怒るのです。怒られるので子どもは頑張ります。ただ、それにより無意識に目を細めたり顔を近づけたりしています。結果、視力は1・0という数値になったのですが、実際にはその子どもはそこまで見えていません。眼科での検査の数値だけは良くなったものの、日常生活ではよく見えずに学校の授業についていきにくくなりました。

親御さんが正しい検査の仕方を理解して子どもが検査を受けやすいように配慮できれば、このような間違いはなくなると思うのです。

コラム

AIと人の目の違い

これからはAI（人工知能）の時代が到来するといわれています。そして近年AI技術が急速に発展した要因は、ディープラーニングといって多くのデータから機械が学習したものを自分で判断できるようになったためです。そのためディープラーニングは「AIに目をもたらした」というようにも言われています。

AIは本当に人間の目と同じように見て判断しているのかというとまったく違います。例えばAIが景色を見るときは真ん中も周辺も同じように鮮明にうつる画像としてとらえるのでいわばカメラと同じです。人間の目は中心がしっかり見えて周辺はぼんやりとしか判断できないようになっています。

ならばAIの方が有利だな、と思うかもしれません。確かにAIの方が有利な面もありますが、一方で全体をぼんやりとらえた上で最も見たい中心だけをしっかりとらえて判断する人間の目の方が効率的で簡便です。また、AIの場合は、新しい概念を覚えるのに膨大なデータが必要になります。例えば猫の画像を見て「これは猫です」と言えるようになるまでには何万枚もの猫の画像を見ないといけません。一方で人間は数枚の猫の画像を見ればそれが猫であるという概念を理解できます。猫なのかヒョウなのか微妙な画像ではなんとなく猫かな、と判断しています。この「なんとなく」というのが機械にとっては難しいのです。

ですからAIがあるから人間の目の能力が落ちてもいい、とはならないのです。

では眼科で日常的に行われる子どもの検査を一つ一つ見ていきましょう。

視力

視力検査ぐらいはわかる、そう思うかもしれません。ただまず覚えておいてほしいことは、この検査は「いい視力を出すこと」が目的ではなくて「現在の正しい視力を把握すること」が目的です。目を細めたり顔を近づけたりすれば、多少視力は上がりますが、それではただ結果だけを良くするようなものです。健康診断・人間ドックの前にだけお酒を抜いて野菜を食べたり運動したりする人やメタボ健診のときにお腹をへこませて腹囲を測ろうとする人がいます。それでは数値がただよく見えるだけで、そのデータに何の意味もないことはわかりますよね。

検査の本来の目的は現在の状態を正確に知ることです。ですから、「ふざけて遊んでしまった」などでなければ、「ちゃんとやっているけれども視力が悪い」となったときには注意しないでほしいのです。

視力検査をごまかす簡単な方法は目を細めることです。そもそもなぜ目を細めると見えるようになるのでしょうか？

それはピンホール効果といって、狭い隙間や小さな穴からのぞき込むと焦点深度（ピントが合う距離）が広くなるためです。そのため、例えば本当は近視の度数が〝2〟程度あるのに、目を細めると〝1〟程度に減る。遠視の度数が〝2〟あるのに目を細めると〝1〟程度に減る、というように間違った結果になります。それを参考にメガネを作ってしまうと「メガネが全然合わなくてくらくらする」「度数が変化したと医師が勘違いして本来必要のない治療が開始される」ということが起こりえます。

また検査にとても慎重な子どもがいます。「視力表の輪っかの開いている方向が右っぽいけれども適当だとダメかな」と思って「わかりません」と答えてしまうのです。しかし視力検査は定義上「どっちか何となくでもわかったらそれを答える」という決まりです。ですので、何

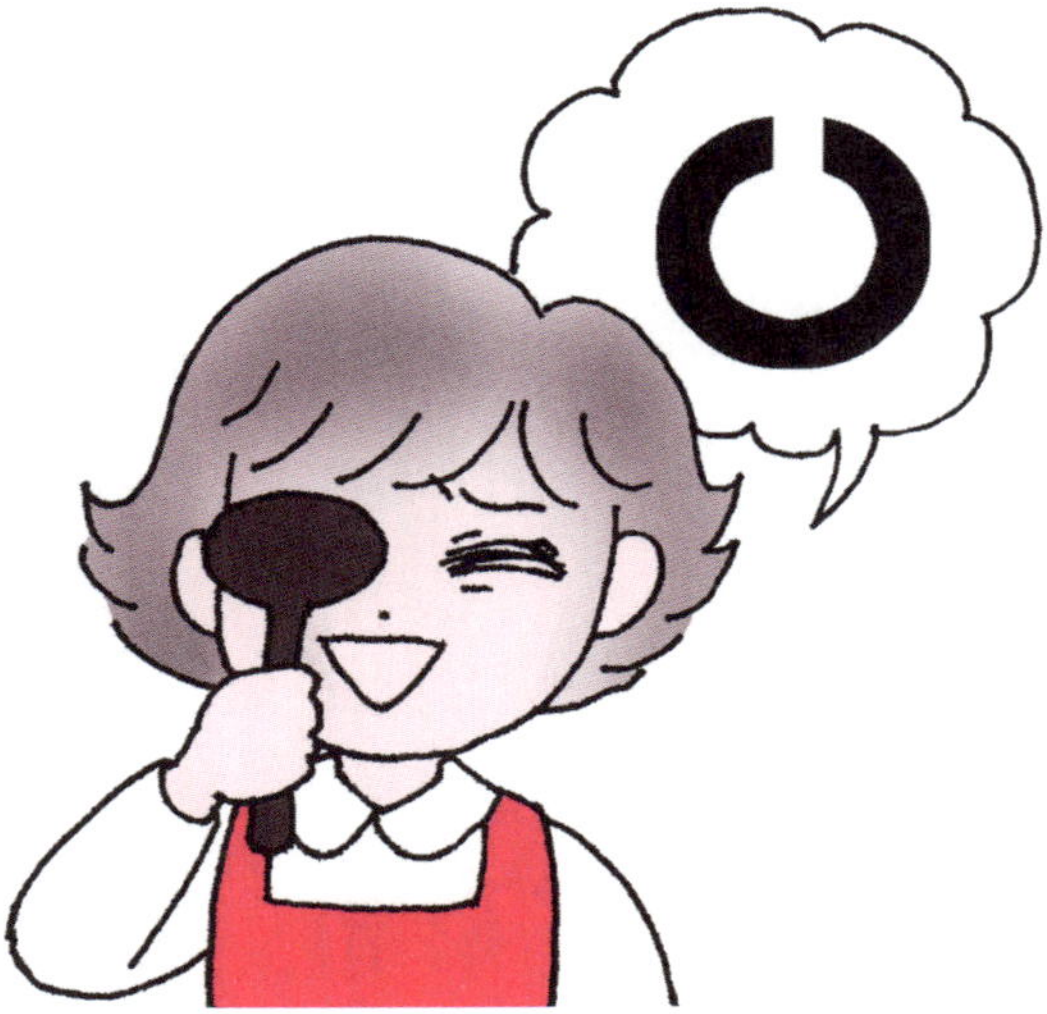

となくでもわかったらダメもとで答えていいのです。実際に外来でも「この子は適当に言ってたら結構当たっちゃったんで」と言われることがあります。適当に答えても確率的に結果が合うように考えられた検査になっていますから、ダメもとで答えるのが正しいのです。

検査では、「自信はないけど、たぶん〝右かな?〟と思ったら〝右〟と答える」のが正解です。

眼圧

眼圧は目の硬さのことです。目にも血管でいう血圧と同じように圧力があります。この数値が高いと緑内障になりやすいことがあります。子どもで特に注意が必要なのは、アレルギーなどのときに使うステロイドの目薬の副作用で眼圧が上がることがあることです。

そのため子どもでも眼圧を調べることがあります。どんな検査かというと、機械に顎をのせて目に風を吹きつけます（ほかの検査法もあります）。受けたことがある人は「あれは苦手」という人もいるでしょう。痛みはありませんが、風が出る瞬間に目を閉じてしまうと正確に測れず、何度もしなければいけないので目をしっかり開けて我慢する必要があります。

レフケラト

角膜（黒目）のカーブの度合いを調べたり、全体的な近視や遠視の状態を測定したりする検査です。機械に顎をのせて中をのぞき込んで気球や家の映像をしっかり見たりぼやけて見たりします。

顎とおでこをしっかり機械に付けていないと測定ができないので逃げてはいけません。そして何より「真ん中にあるものがぼやけちゃった」と心配になる子どもがいます。これは全く問題ありません。雲霧といってわざとぼやけさせることで近視や遠視の度数を正確に測っているからです。

このほか、スキアスコピーという医師が対面で同様の検査をすることもあります。

前眼部・眼底検査

眼科における最も基本的な検査です。顎台に顎をのせて医師が患者の目を観察します。斜めから光を当てて目の状態を見ることで角膜（黒目）に傷がついていないか、結膜炎がないか、などを見ます。

痛くはありませんがまぶしくなります。眼底検査は目の奥の状態を詳細に観察するものです。瞳を開く目薬（散瞳薬）を使って検査するときと使わないときがあります。どちらにせよかなりまぶしい検査です。

検査のときに「右を見てください」と言われて、どっちを見ていいか迷う子どもがいます。自分から見た右なのか、医者から見た右なのか、と。

本人から見た右なので そのように理解しておくとわかりやすいです。

ここまでの検査を見てもわかるように眼科の検査や治療では痛いことはまずありません。ただ「まぶしい」ということがあります。小児科に行き慣れている子どもは、「採血される」「鼻水を吸引される」と病院を医者が怖いことをするところだと思っていることもあります。そんなな か、言うことを聞かないときに「先生に注射してもらうよ!」と叱る親御さんがいますが、できればその叱り方は避けてほしいのです。注射は〝罰〟であると子どもが思ってしまうと、本当に注射が必要になった場面でその子どもは悲しい思いをします。「私がちゃんといい子にしていなかったから注射されるんだ」と思ってしまうのです。

ですから、医療行為を罰であるかのように言うのはやめてください。同じように「このままだとメガネをかけなきゃいけなくなるよ」という言い方も「自分がいい子じゃなかったからメガネなんだ」と悲しくなってしまう子どもがいるのです。

特殊検査

◆調節麻痺検査

大人と比べて子どもの目は若く力があります。そのため、ちょっと目に力を入れるだけで近視・遠視の状態を測定するのが不正確になってしまいます。正確な度数を測定して治療に役立てたい場面では、この若い力が余計です。簡易的に力を弱める雲霧法というぼやけるメガネをかける方法もありますが、効果は限定的です。そういうときに目薬を使って一時的に目の力を取る方法があります。アトロピンやサイプレジン®という目薬です。

アトロピン

しっかりと目の力を取り除いてくれる目薬です。この目薬をさすと目の力の強い子どもでも正確に度数を測定することができます。5〜7日程度の期間、毎日点眼をしてから視力測定をします。

目薬の副作用として熱が出ることがあります。熱が出た場合は目薬を中止して主治医と相談してください。またまぶしくなる副作用もあります。ピントを合わせる力がなくなるだけでなく、散瞳といって瞳が開いて光が目の中にたくさん入るようになるからです。この副作用は2週間程度持続するので、検査が終わってからその期間は手元が見えにくくなります。例えば、その期間に学校の授業を受けるとノートをとるのが大変だということもあります。ですので、夏休みなどの長期休暇を利用して検査を行うことも多いです。

サイプレジン®

強さはアトロピンほどではないけれどもピントを合わせる力を取ってくれる目薬です。サイプレジン®の場合は、何日も前から目薬をする必要はなく来院してからさします。目薬が効くのに時間がかかるため検査を始めるまでに1時間以上かかるのはよくあることです。時間がかかる検査と思って病院に行った方がいいでしょう。

副作用としては瞳が開いてまぶしくなり、72時間程度続きます。ピントを合わせる力が取れるのはだいたい1日前後です。そのためアトロピンより使われやすいです。稀に痙攣や一時的な幻覚症状が出る子どももいるので、点眼した日は注意して見てあげてください。

◆色覚検査

色覚の検査は石原式・東京医大式・パネル式といわれる一般的なものとアノマロスコープという特殊なものがあります。石原式・東京医大式の色覚検査は、色が正しく見えているか本に書いてある数字を読み上げるものです。パネル式は、色を並べ替える検査です。ただし、これらの検査では精密な診断はできません。色覚に異常があるかないか、程度が強いか弱いかがわかるくらいです。精密な検査をするときはアノマロスコープを使います。この機械がある施設は少ないので紹介してもらって調べるのが一般的です。

◆立体視検査

チトマスステレオテストといって、ものがどの程度立体に見えているかを3Dメガネをかけて検査をします。この検査では、初めに立体的に見える「ハエの羽をつかむ」のですが、このハエの絵がやたらとリアルでインパクトが強いのが難点です。残念ながら多くの子どもが「ハエが怖い」「気持ち悪い」といいます。もっとかわいい絵にしたらいいのにと昔から思うのですが、これが世界共通なのです。ハエの羽の後は、数字や動物が飛び出ているのがわかるかどうかを判定します。

◆眼軸長検査

近視や遠視のときは目の直径が伸びるとお話ししました。この長さを測る検査です。近視や遠視の度数が想定とずれている場合などに行うことがあります。

知ってトクする目の知識

あなたは目薬の正しいさし方を知っているでしょうか？　目薬の正しいさし方を知らないと効果は半減します。それだけでなく副作用も増えてしまいます。特にアトロピンのように熱が出る副作用がある薬を使うときは知っておきたいものです。

「目をぱちぱちする」
「目薬をしたら目をぎょろぎょろ動かす」

これらは正しくないやり方です。目をぱちぱちしてしまうとまばたきによって涙がたくさん分泌されて目薬が薄まってしまいます。さした後に目をぎょろぎょろと動かしても効果は上がりません。それより大切なのは目薬をしたらしばらく目を閉じること。できれば目頭を押さえ

目薬のさし方

① 手をよく洗う

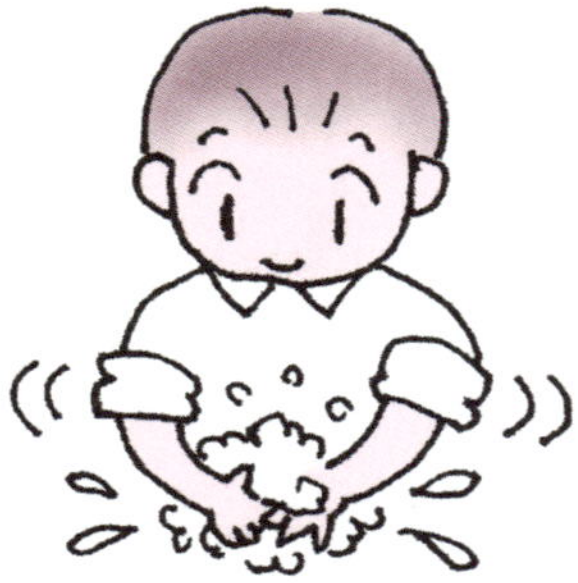

② 下まぶたを軽く引き点眼する

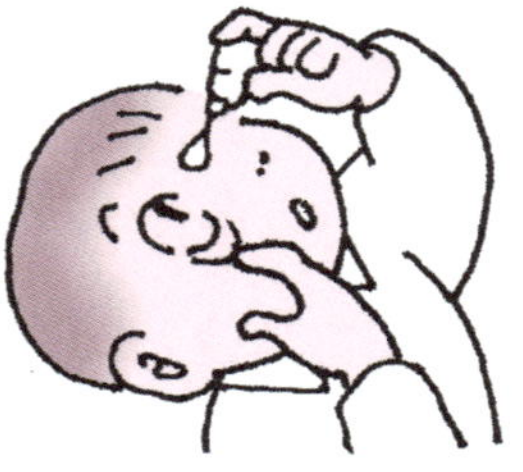

③ 点眼後は、まぶたを閉じ目頭を軽く押さえる（1 分間程度）

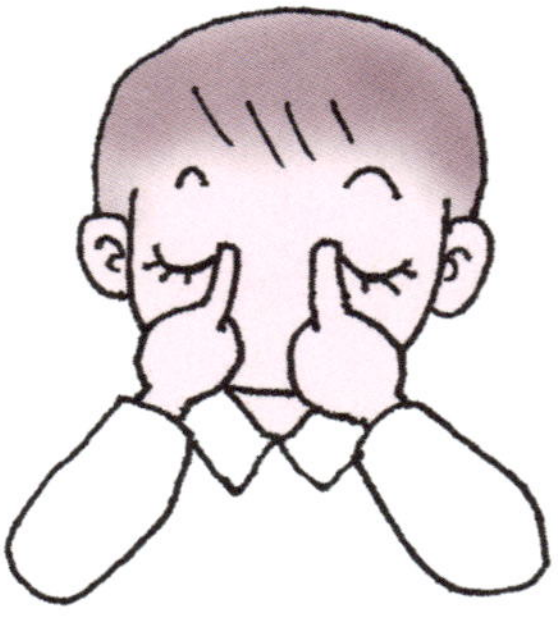

④ あふれた点眼液は清潔なティッシュペーパーなどでふき取る

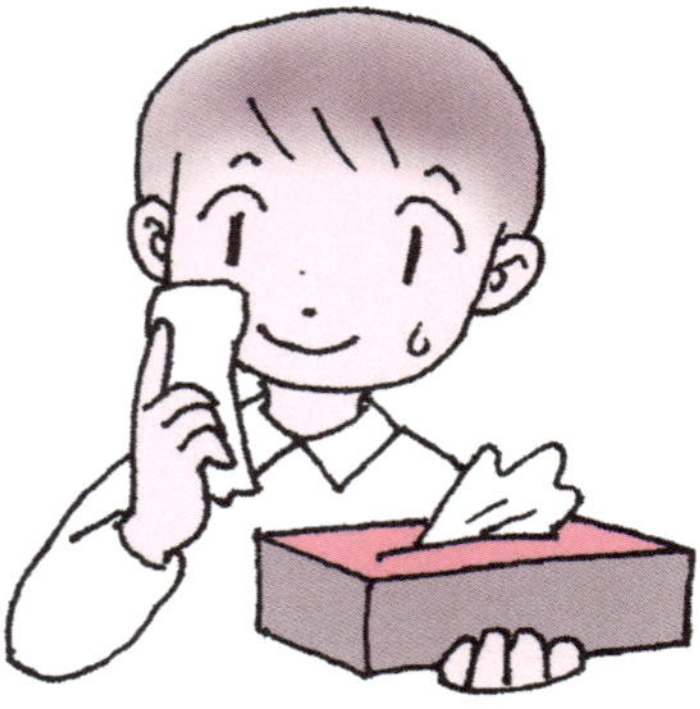

るとなおよいです。1分程度押さえるといいと思います。

なぜなら目薬というのは目頭にある通路を通って鼻に流れていくからです。鼻に行った後は口まで流れて行きます。ですから目薬をした後、口の中が苦く感じることもあるわけです。目薬をさして目頭を押さえれば目にとどまってくれるので全身への副作用も防ぐことができますし、目にも効きやすくなります。

でも、おとなしく目薬をささせてくれない。そういう子どももよくいます。目をぎゅっとされた場合は目をつぶっている目頭のところに1滴落とすだけでもいいです。そうすると目を閉じていても薬は目に行きわたります。目をつぶっているところにさしても意味がないわけではないのです。目頭にさすというのが大切です。

それでも暴れてしまう場合はどうすればいいでしょうか？　一番いいのは寝ているときに目薬をさすことです。ただしそれで起きてしまう場合には、子どもの両手と頭を足で固定して点眼するという方法があります。このようにすると子どもが手を出そうとするのを防ぐことがで

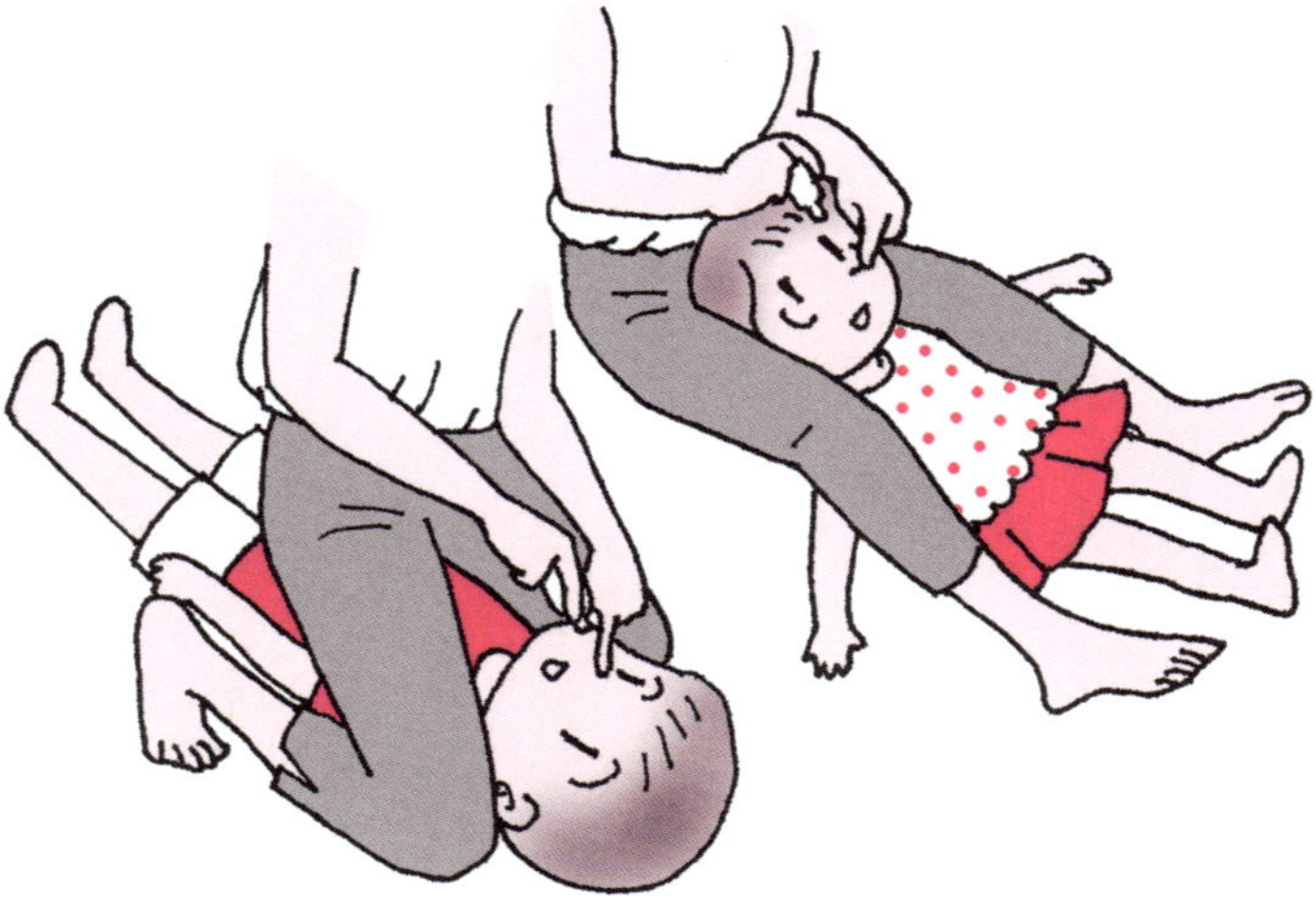

きますし、両手を使って点眼することができます。

診察の受け方

目薬で言うことを聞いてくれないだけではなく、診察のときに怖がって診察を受けられない子どももいます。泣いてしまう小さな子どももいます。ある子どもは病院に来るだけでずっと泣いてしまいます。もちろん私は怖いことや痛いことをしたことはないのですが、人見知りでお母さんの後ろに隠れてしまって診察もさせてくれません。そういうときは親御さんの協力が必要です。

診察のときには、図のように親御さんがしっかりと椅子に腰かけて子どもを自分の上に座らせます。

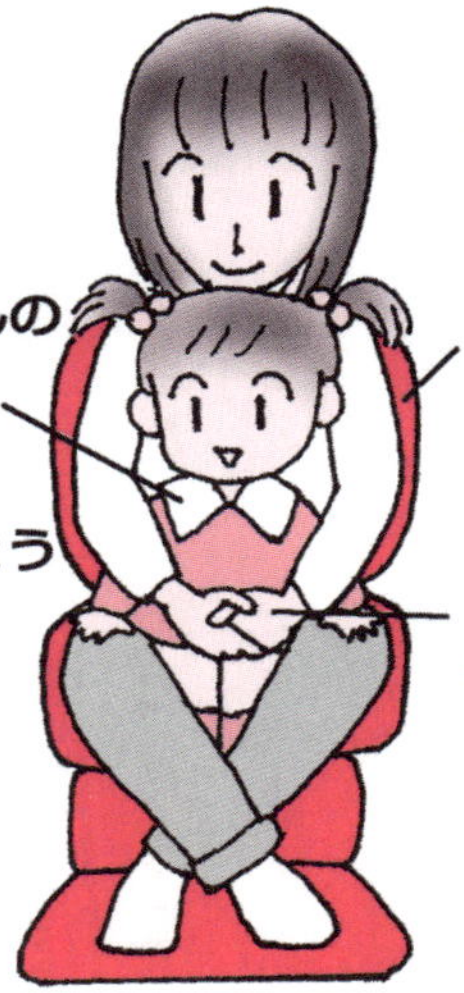
保護者の方も
背をしっかり
背もたれに
つけます
子どもさんの
肩も
腕の下へ
入れましょう
手は
握ります

足はクロスして子どもの足があまり動かないようにします。次に子どもの前で両手を組んで握ります。すると子どもが多少動いても対応できます。看護師などが子どもの顔を押さえるように対応してくれることも多いです。

子どもの前で手を握るのが基本ですが、看護師など人手が足りない眼科では、お母さんがお子さんの顔を押さえておいていただけると診察がスムーズです。

もっと小さい子の場合は体をタオルでくるんで診察することがあります。顔が動かないようにして目を開ける道具も使って診察します。

これらの診察をするときに、子どもはすごく泣いてしまいます。けれども「痛いことはしていない」というのをわかってほしいのです。かわいそうと思うかもしれませんが、「嫌なことでも痛くはない」です。そのため慣れてくると平気になる子どもも多いです。「知らない人に何かされるのが嫌」ということなのです。

知っておきたいメガネ・コンタクトレンズ

メガネやコンタクトレンズの使い方はあまりしっかり教わることはありません。けれども毎日使うものです。またメガネは使い方が正しくないだけで、レンズの度数は合っているのに頭がくらくらしてしまうことがあります。弱視の子どもでは治療でメガネをかけているのに使い方が正しくないために治療効果が出ない子どももいます。

ある子どもは目の治療のためにメガネが必要でした。活発で元気、そしてかなりやんちゃな男の子です。診察のときも「あ、先生だ。おっす」という感じです。親御さんと話しているときにも診察道具をいじって怒られています。そのやんちゃさを示すように、メガネには「どう

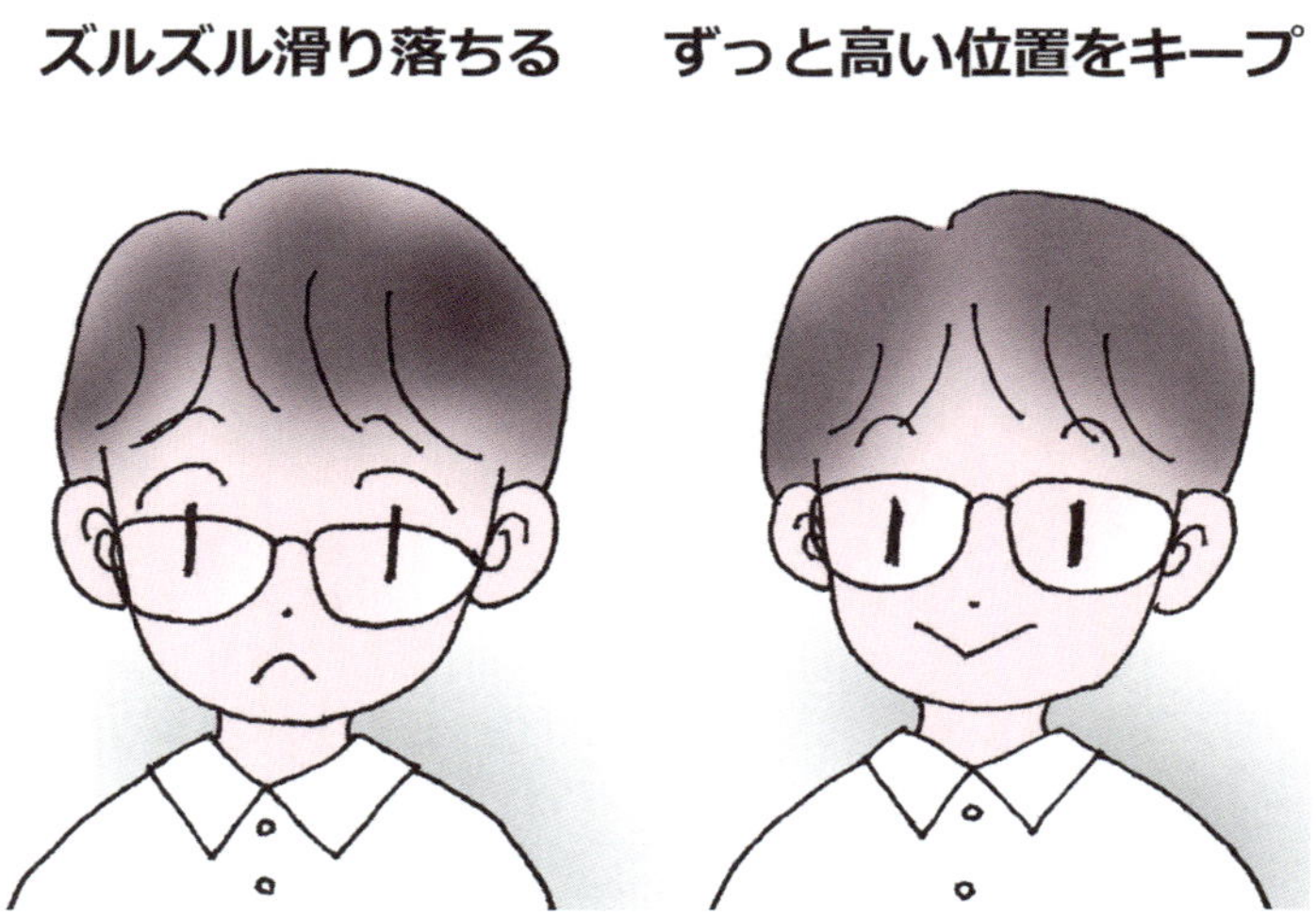
ズルズル滑り落ちる
ずっと高い位置をキープ

やってこんな傷つけたの？」というような傷がついたり、耳にかけるつるの部分がすごい角度に曲がったりしていました。特にその子はメガネをかけたままゴロゴロしたりしてしまうために、鼻あての部分が曲がってしまいずり落ちてしまいます。そのせいでメガネ越しにきちんと物が見えなくなっていて治療効果がなくなり、治療に苦慮していました。

親御さんの言うことはあまり聞かないのですが、診察にはいつもお兄ちゃんが一緒に来ていました。その子どもはお兄ちゃんの言うことは聞く、ということだったのであえてお兄ちゃんにメガネの正しい使い方を教えたところ、しっかりと弟に指導してくれてメガネの使い方に気をつけるようになりました。

それからはきちんと治療ができて視力が回復していきました。

子どもの場合、メガネ以上にコンタクトレンズの取り扱いは要注意です。コンタクトレンズは病気の発症に気づきにくく、取り扱いを誤ると知らない間に目の傷が増えていき「ある日突然、感染症など大きな問題が起こる」ことが多いのです。

コンタクト感染症は視力障害を残しやすい病気です。子どものころにコンタクトレンズで視力を失うと、その後の運転免許の取得や就職活動に支障をきたしてしまいます。特に中学生くらいでコンタクトレンズをし始めると、取り扱いが雑な子どもも多く見受けられます。親御さんがあまり取り扱いを理解しておらず、子どもにまかせっきりになってしまうのはよくないことです。必ず親子で正しいコンタクトレンズの取り扱い方法を知り、「洗浄・消毒・保管」を「歯みがき」と同じように生活パターンの一部にしてしまうことが一番の安全策だと思います。

メガネの選び方・使い方・メンテナンスの仕方

「メガネをかけると目が悪くなる」は都市伝説だ、「メガネで目が悪くなることは絶対にありません」とお話ししました。ここまで断言しておいて少し言いにくいのですが、「メガネをかけると目が悪くなる」が都市伝説ではなく真実になるケースが一つだけあります。それは「ひどく目に合っていないメガネをかける」ことです。

きちんとメガネ屋さんで作ったメガネだから大丈夫、と思っていませんか？　人を疑うのはよいことではありませんが、子どもの目のことを考えるならばここはしつこく疑った方がよい、というお話をしましょう。

子育ての時期はいろいろとお金がかかります。習い事や食費、生活費などいろいろと出費があり、メガネを安いものにしたくなる気持ちもわかります。けれどもただ安いだけのメガネにしてしまうと後悔をすることになります。

なぜかというと、安いというのはそれなりに理由があるからです。企業努力で安くしているところはよいのですが、そうとも限りません。検査やレンズの製作をアルバイトが行い、安くメガネを作る所もあります。左右逆のレンズを入れたまま気づかない、眼科の処方箋と度数が全然違う……ありえないと思うかもしれませんが、現実に起きているのです。こういったことからメガネを作るのに失敗すると、子どもの場合は斜視になるなどの被害が生じてしまうのです。

ですから、子どものころのメガネこそ大切な補助具ですから、価格だけではなくて、良いメガネを作ってくれるところに行ってください。

メガネ作りには大きく「度数を合わせる工程」と「メガネを作る工程」があります。そのどちらか一方にでも不備があると「合わないメガネ」ができ上がります。この不備を減らすためには当然のことながらそれぞれをその道のプロが行うべきでしょう。

「度数を合わせるプロ」は視能訓練士（ＯＲＴ）と呼ばれる国家資格を持った人たちです。私のクリニックをはじめ多くの眼科に専属で常駐しています。

「メガネを作るプロ」は国家資格ではありませんが、日本眼鏡技術者協会が管轄する「認定眼鏡士」という資格があり、専門教育を経て長い実務経験を積んだ人のみが受験できます。

これらのプロの連携があって初めてしっかりと目に合ったメガネを作ることができるのです。

プロも悩ます子どもの目の特性

ではプロが作ったメガネは本当に安心安全なのでしょうか？　実はプロが度数を合わせ、プロがレンズを作っても目に合わないメガネになることもあります。え？　じゃあ全然ダメじゃん、とツッコんだ方は最後まで読みましょう。なぜこのようなことが起こるのでしょうか。「作る工程」でプロがしくじる可能性はとても低いと考えていいです。多くは「度数を合わせる工程」で生じた誤差が原因になります。国家資格のプロでも誤差を生んでしまう理由は、子ども特有の目の〝機能〟と〝成長〟が影響するためで、プロはこの誤差を可能な限り小さくしていくことが仕事であり匠の技というわけです。

◆子どもの視力は毎日変わる

学校検診でD判定をもらってきたけど眼科で視力検査してみたら裸眼で1・2だった、という子どもは毎日のように来院します。前にも触れましたが、子どもの目は調節筋（近くを見る

近視と仮性近視

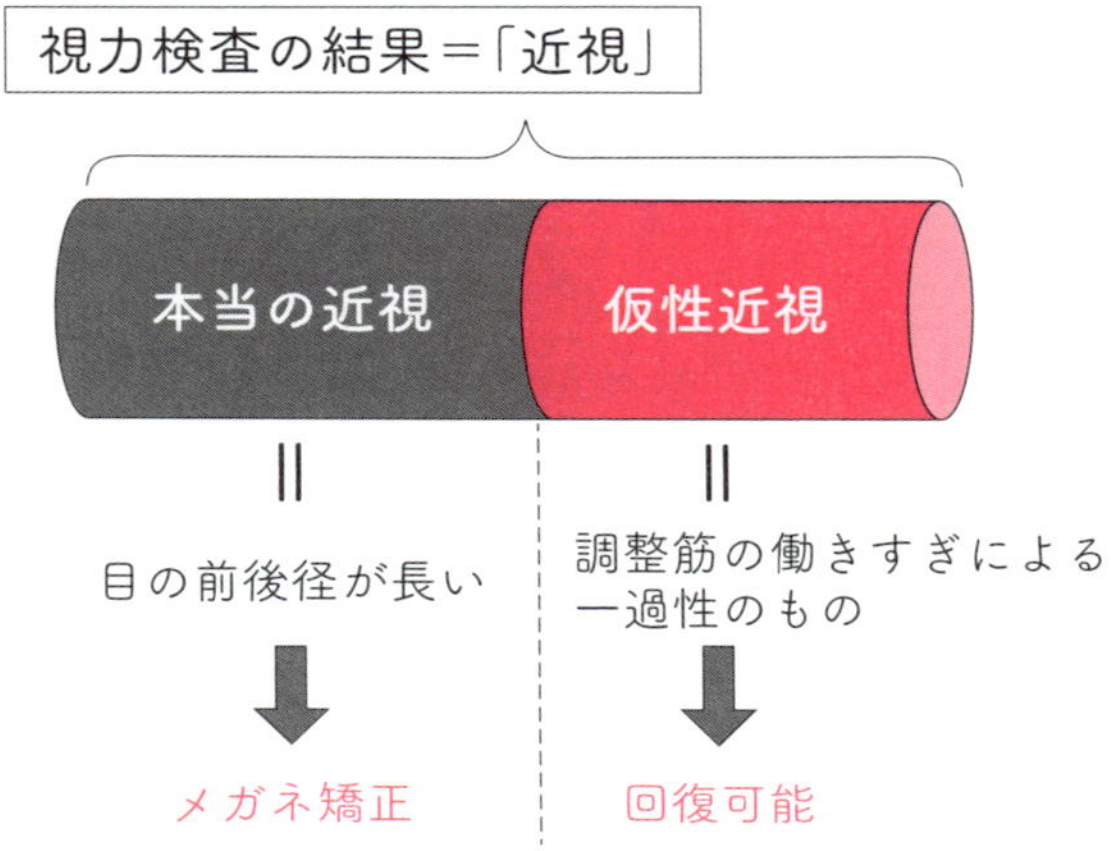

ときに働く筋肉）の力が非常に強く、この筋肉が働きすぎてそのまま固まってしまう調節緊張（仮性近視）という現象が生じやすいのです。成人になると筋肉の力も弱くなり、この現象は起こらなくなるので、子どもの目特有の機能と言ってもいいでしょう。

子どもの場合、調節筋が働いている状態でメガネを合わせると基本的にズレてしまいます。1日の中でも時間帯によって筋肉の働く強さは変化するので、3回合わせれば3回とも違う結果になることもよくあります。そこで度数が定まらない子どもの場合、調節麻痺薬という目薬を使って筋肉の影響をできる限り小さくしてメガネ合わせを行います。薬剤を使用するので医師がいる眼科でしかできないメガネ合わせです。

◆子どもの目は成長する

眼科とメガネ屋でプロにきちんと正しい度数で合わせてもらったメガネなのに、3カ月後の検診でもう合わなくなっていた！　プロがしくじったのか!?

——いえいえ、これは普通の出来事です。

メガネをかけたせいで子どもの目が悪くなったんだ！　やっぱりあのときかけさせなければよかった！

——落ち着いてください。

子どもというのは成長します。身長も高くなれば体幹も大きくなります。目も例外なく大きくなることはお話ししました。目が大きくなれば近視の度が強くなることもお話ししました。

子どもが乳幼児のころは、せっかく買った服が数カ月で着られなくなりましたよね？　メガネも同じです。メガネを3カ月前に作ったときは確かに子どもの目に合っていたんです。つまり、メガネが合わないのは目が成長した証なのです。新しいTシャツを買ってあげたように、レンズを新しくしてあげればちゃんと見えるようになります。

私は子どもには、どんなに長くても3カ月に一度はメガネのチェックを勧めるようにしています。フレームがズレてくることもありますし、子どもはメガネのまま遊ぶのでメガネをよく壊します。メガネのレンズは中央に視線が合ってはじめて正しく見えるように設計されています。フレームや鼻当てが曲がったメガネをかけることは、合わないレンズをかけているのと同じことなのです。

あなたの作ったメガネ屋では定期検査が義務づけられていますか？　本当に子どもの目のことを考えるならば定期検査をしないプロはいないはずです。

プロに子どものメガネを作ってもらったら、親御さんは以下のことを必ず行ってください。

①メガネを作った1カ月後に合っているかを眼科で確認する

②3カ月（もしくは学期間の長期休暇）ごとに定期検査を受ける

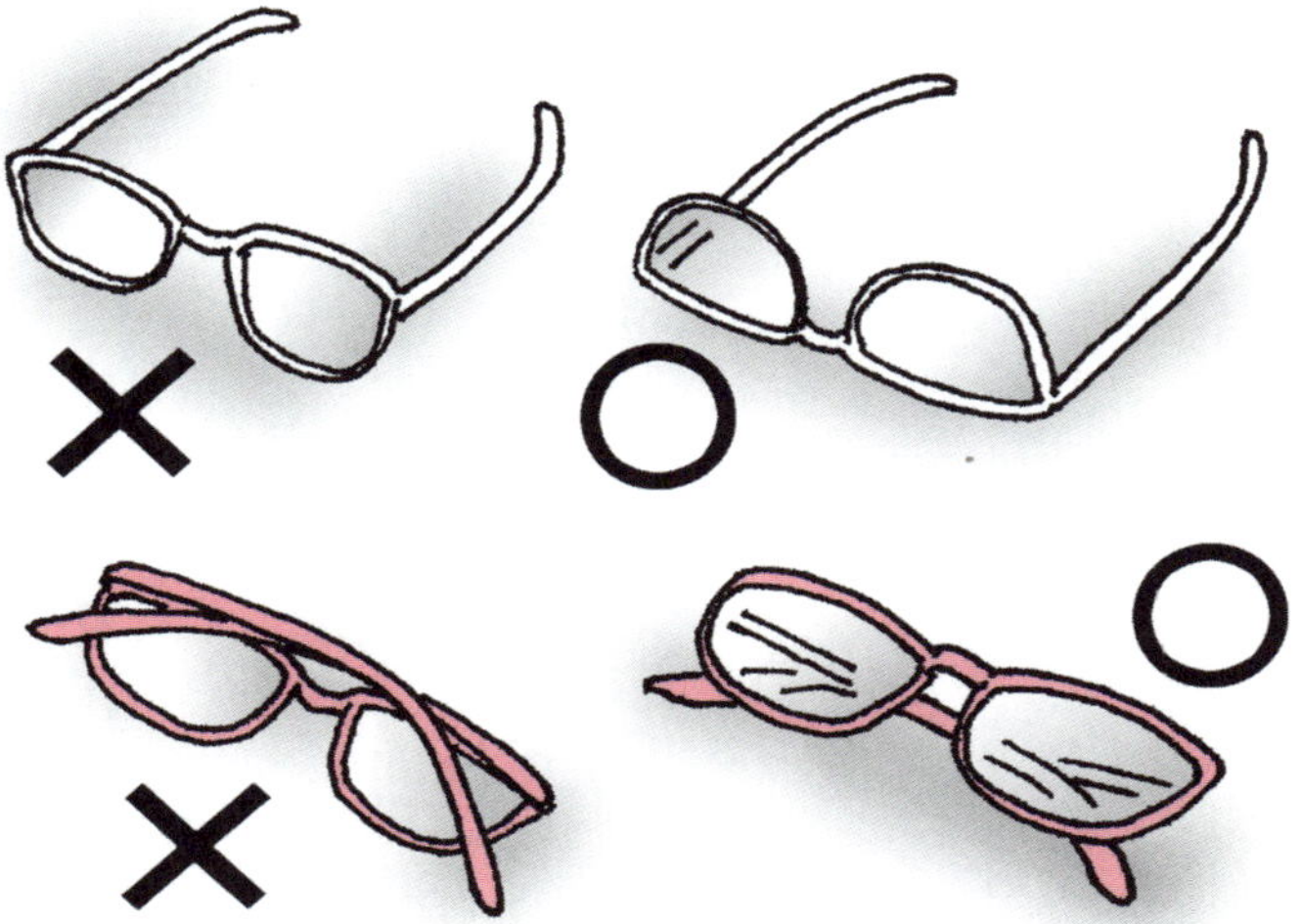

③1カ月に一度はレンズをきれいに拭いたり鼻当てを調整したりして、メガネのメンテナンスを受ける

子どもは自分でメガネが合っていないことに気づかなかったり我慢したりしている（できてしまう）こともありますから、親御さんが「本当にそのメガネ合っているの？」と常に疑う気持ちでしっかり定期検査を受けさせることは、子どもの目にとってとても大切なことなのです。

メガネの取り扱いでよくある間違いが、「メガネの置き方」です。メガネはレンズを下にして置かないように心がけましょう。それから診察で親御さんからよく聞く話ですが、子どもがメガネを踏んづけて壊す機会で案外多いのが寝起きとのこと。寝るところに子どもがメガネを安全で習慣的に置きやすい場所を作ってあげると壊す頻度が少し減ることでしょう。

コンタクトレンズの取り扱い

コンタクトレンズは何歳から使っていいのでしょうか？　医師の考え方にはいろいろな基準があります。基本的には中学生からの使用を勧めることが多いです。ただし、あまり取り扱いがうまくない場合はお勧めしません。小学生の場合は状況がかなり整っていないと難しいと考えた方がよいです。

現在、コンタクトレンズは眼科に行かなくても買うことができます。ではコンタクトレンズは安全なのかというと違います。厚生労働省はコンタクトレンズを人工呼吸器や心臓ペースメーカーなどと同様の「高度管理医療機器」という最も厳密な管理を要する医療機器に認定しています。それは使い方を誤ると深刻なダメージを負うからです。ただし、この法律には抜け穴があって、コンタクトレンズはインターネットなどでも買えてしまうのです。もちろん安く済むことはよいことです。けれども、目に重大な感染症が起きてしまうと目を取り換えることはできず、一生障害が残ってしまいます。

子どもの場合は「将来に備える」「危険に備える」という意識が大人よりも希薄です。「将来に備えて」勉強しようと言って「はいわかりました！」となかなかならないのは、将来がどうなるのかいまいちピンとこないからです。同じように子どもたちは「コンタクトレンズで問題が起きる」と言われても「今は別に問題ないから」と安価で面倒な検査や通院が不要なインターネットでコンタクトレンズを選びがちです。でもその問題はある日突然前触れもなく起きて、起きたときには手遅れになっていることもあるのです。親御さんなら多少の金額の差よりも、子どもの体に傷を残さないことの方が大切ということは理解できると思います。

ですからコンタクトレンズは眼科でしっかり処方してもらい定期検査を受けるべきです。また、そのとき大切なのは「同時にメガネも作る」ことです。コンタクトレンズだけ持っていてメガネがないと、いざトラブルが起きたときに「メガネがないからコンタクトレンズをしないと見えない」という事態になりトラブル時も無理やりコンタクトレンズをしてしまいます。結果として感染症はひどくなり視力が下がってしまいます。

コンタクトレンズのケアで大切なのは何よりも手を洗ってから付け外しをすることです。これを面倒くさがると目に感染症を引き起こします。そして一日使い捨てタイプではないコンタクトレンズの場合は、洗浄をしっかりしなければいけません。現在、日本で市販されている洗浄液はワンボトルで洗浄・消毒・保存までできるものが多いですが、あれは「しっかりこすり洗いする」ことが前提になっています。ただ浸け置きしているだけでは汚れは除去できず、また殺菌効果も弱いので保存液中で菌が増殖します。すると翌朝目に付けるころにはコンタクトレンズ表面に大量の菌がビッシリついた状態になっているのです。これもパッケージにはしっかりと表示されていない商品も多いので注意してください。

さらにコンタクトレンズはメガネ同様、細かく（少なくとも3カ月に一度）度数をチェックした方がいいです。そしてずっと使えるタイプのコンタクトレンズだとしても2年に1回は変えるようにしましょう。

けがや感染症　急なときどうするか

子どもの目のけがというのは怖いものです。大人ですと目にけがをしないように注意しますし、なかなか目をけがすることはありません。けれども子どもは不注意で目にけがをしてしまうことがあります。

レーザーでのけが

目はほかの臓器と違って光を通す臓器です。レーザー光線が出るおもちゃはいろいろありますが、意外とおもちゃのレーザーは目にとって強力です。目以外の皮膚などは光を通さないため何の問題もありません。手にレーザーを当てても足に当てても痛くもかゆくもない。だから

「レーザーは安全」と勘違いしている子どもがいます。そういう子どもが冗談半分に友達の目にレーザーを当てるという事件がよく起きます。すると友達の目の奥の網膜が焼けて視野欠損を一生残してしまうということになります。

まず何よりも「レーザーは危険」ですので子どもに遊ばせないのが大切です。もし目に当てられたり当ててしまったりした場合は、見た目に異常がなくても早めに眼科を受診する必要があります。

似たようなものに「太陽を直視する目のけが」があります。太陽光はおもちゃのレーザーよりもさらに強力です。最も患者が増えるのは日食のときで「日食網膜症」という病名が眼科医学書に記されています。日食とは月と太陽が地球から見て一直線になるため太陽が欠けているように見える天体現象で、学校などでも専用の簡易サングラスをかけてみんなで観察します。太陽光を直視してはいけない、というのは子どもたちもなんとなく理解していて、そもそも普段はまぶしすぎて長時間見ることはありません。ところが、部分日食や皆既日食のときだけは

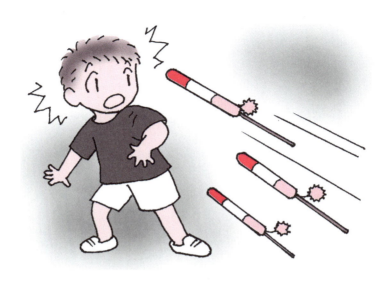

テレビなどでも報じられ、晴れていればどこからでも観察できるのでついつい直接見てしまって病院に来る子どももがいるのです。

かのガリレオも自作の望遠鏡で日食を見て網膜症になったという記録が残っています。当然ですが望遠鏡越しは直視よりも障害が残りやすいので気をつけましょう。

花火のけが

花火とりわけロケット花火も危険です。夏場はロケット花火が目に当たり病院に運ばれる子どもがいます。火花くらいなら軽傷で済みますがロケット花火は意外と重症になることも多くて、戦国時代の火矢が目に当たることを想像していただくとわかると思います。もし当たってしまったら、まずは水道水でもよいので目を流水で洗ってすぐに眼科にかかってください。

スポーツのけが

子どもはスポーツのけがもよくあります。目をけがすることが多いのは、野球・サッカー・バドミントン・テニス・卓球・格闘技などのスポーツ外傷です。ここで覚えておくとよいのが、目を直接ぶつけて鼻血が出たときには絶対に鼻をかまない、ということです。

なぜ目をぶつけたときに鼻をかんではいけないのでしょうか？

目はやわらかくて弱い臓器ですが、光を通すために心臓や肝臓などの他の臓器とは違って皮膚や筋肉などで覆うわけにはいかず、むき出しになっています。肝臓を直接ぶつけることはないけれども、目を直接ぶつける可能性は大いにあります。ですがそのたびに目が大きな損傷を受けてはいけないので、打撃を受けたときに目の周りの壁がその衝撃を吸収・分散するような構造になっています。

とりわけ目の周りの骨は弱くできています。そうしないと眼球に衝撃が集まって破裂してしまうからです。目の周りの骨が折れた場合は、ちょっとヒビが入ったくらいであれば経過を見ますが大きい骨折だと手術が必要です。ヒビくらいの軽傷でも鼻から血が出ることはよくあります。そのときに勢いよく鼻をかむとその圧力で骨折が広がり手術が必要になることがあるのです。

目をぶつけたときに眼科に行くべきか迷います。そんなときは、どういうことをチェックすればいいのでしょうか。「見え方はどう？」と周りの人が聞くと、片目が多少見えなくても両目では見えるので、子どもは「見える」と答えてしまいます。ですから、必ず片目ずつ見えるかを確認してください。そして、目を上下左右・斜めに動かしたときに痛みが強くならないかも確認します。また、両目で見てものが二重に見えていたら骨折している可能性が高くなります。基本的には目をぶつけたら異常がなくても眼科に行った方がいいですが、これらのチェックで少しでも異常があれば眼科を必ず受診してください。

感染症

感染症も知っておかないと自分だけでなく周りにも迷惑をかけます。特に気をつけなければいけないのが「はやり目」といわれる感染症です。アデノウイルスというウイルスが原因で、非常に感染力が強いです。インフルエンザのように学級閉鎖になることがあります。

どのようにうつるかというと目やにを介してうつります。「それなら顔を近づけなければ問題ないな」と簡単に考えてしまいます。しかし、誰しもが無意識に目をこすります。目に感染症があればついつい気になって目をこする頻度も上がります。するとわずかながら手に目やにがつきます。その状態でドアノブや机、椅子などを触るとそこにウイルスがつきます。ついたウイルスはなんと約2週間感染力を持ってそこに生き続けます。つまり2週間以内に誰かがドアノブを触りその手で目に触れば感染成立です。
はやり目のウイルスの感染力が強い理由は、感染者の体を離れてもウイルスが長く生き続けるからなのです。

ですから人にうつさないため、人からうつらないために大切なのは「手洗い」です。次に「目をこすらない」こと。ついつい癖でこすってしまう人がいるので注意しましょう。そして何よりも目やにを取るときはそのまま捨てられるティッシュペーパーがいいでしょう。ハンカチやタオル、ときには袖で拭く人がいます。すると、そこにはウイルスがつき感染力を持ってしまいます。こうやって子どもから親、そして家族中にうつるというケースがよくあります。気をつけてください。

アトピー性皮膚炎

皮膚のバリア機能が弱くアレルギー体質の子どもに多いのがアトピー性皮膚炎です。きちんと皮膚科で適切な治療を行わないと重症化して目にも大きなダメージを残してしまうことがあります。

アトピー性皮膚炎では、皮膚炎に伴う強いかゆみが出る上に、目の粘膜にもアレルギー症状を引き起こすため眼球もかゆくなります。ダメだとわかっていても強いかゆみから無意識にこすってしまったり、顔をたたいたりしてしまう子どもが多いです。この「こする」「たたく」が日常化すると目には小さな打撃が少しずつ蓄積していき、若くして白内障や網膜剥離という深刻な病気を発症する確率が高くなるのです。

こうした目の病気を併発する子どもは10代の思春期の割合がとても多いので、その時期まで皮膚炎が長引くような場合には、自覚症状がなくても眼科で定期的に目をチェックしてもらうことをお勧めします。

間違っている目の常識

間違い①　緑を見ると目が良くなる

緑を見ると目が良くなるからと子どもに緑を見せている親御さんがいます。でもこれは正しくありません。緑を見ても目にはあまり効果はありません。なぜ緑を見ると目が良くなると言われていたのでしょうか？　ここでいう「緑」というのは大抵自然を見るときで、木や森を指します。近視の子どもの場合は木や森など遠くの景色を見ている方が近視が悪化しにくいとされているため「緑を見ると目が良くなる」と勘違いされたのです。ですから、何色だから目に良い、という事実はありません。

一方で「紫外線は目に悪いけれども、紫色の光が近視を進めないために大切だ」ということが最近言われるようになりました。これは紫色の紙を見ればよいのではなくて「紫色の波長の

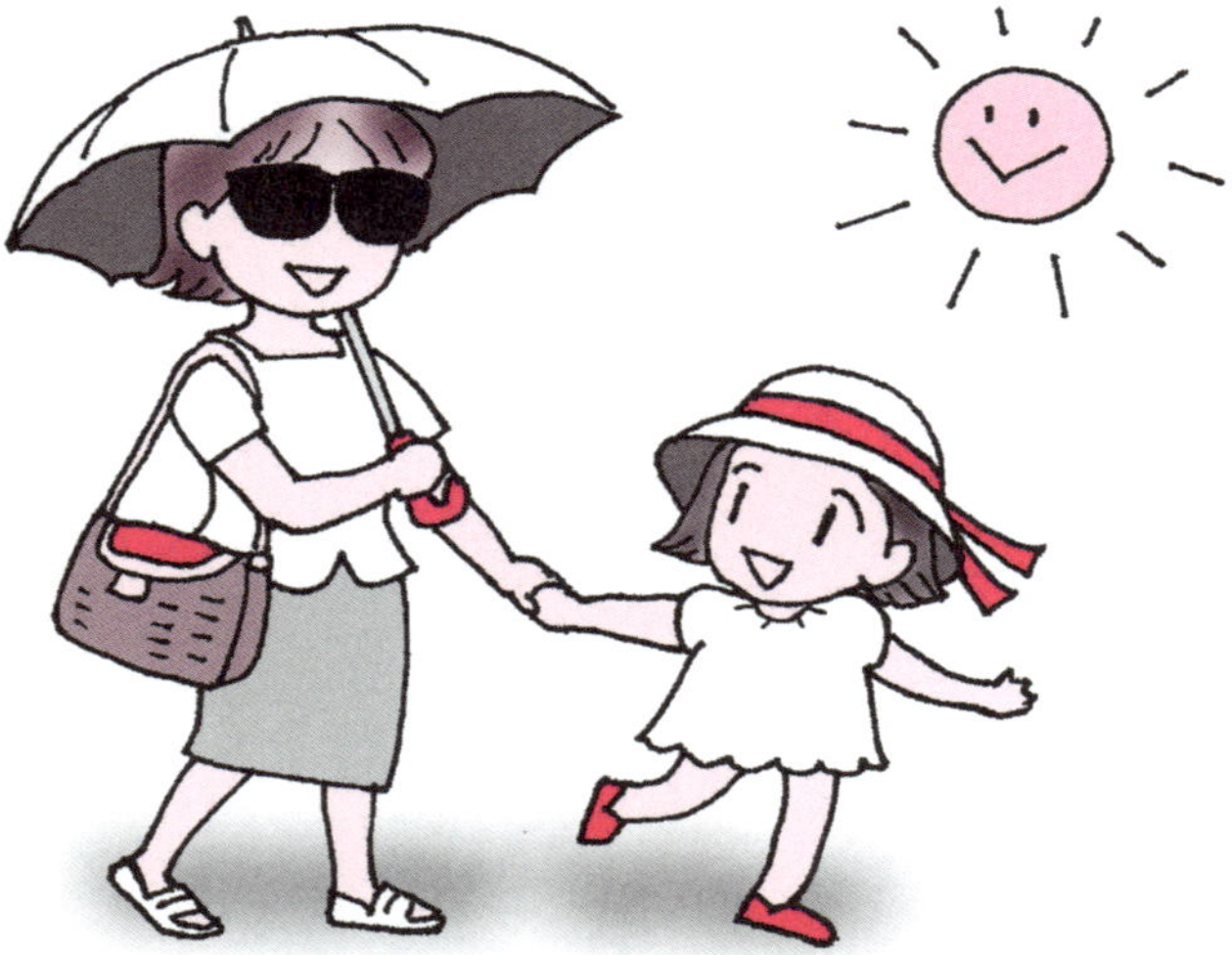

光」という意味です。これに関してはまだ研究段階で、「効果がある」という医師と「あまり関係ない」という医師がいます。なので「そういうことも言われているな」という程度にとどめておいた方がいいでしょう。

しかし、青色光（ブルーライト）に関しては目がダメージを受けることがわかっています。特に高齢者に大きな影響を与えますが、子どものころから青色光を浴びることがよくないのです。なぜ青色光が悪いかというと青色光は網膜の中心部である黄斑にダメージを与えるからです。ですから青色光を強く発するものはなるべく避ける方がよいのです。最も青色光が強いのは日光です。スキーや海水浴、登山やゴルフなど屋外で長時間活動する日は、できるだけサングラスやつば付きの帽子を着用するようにしましょう。

間違い②　暗いところで見ると目が悪くなる

暗いところで見ると目が悪くなるというのは正しくありません。暗いところだから目が悪くなるという医学的な証拠は今のところありません。とはいっても暗いところで目を使いすぎると眼精疲労の原因となってしまうのでお勧めできません。

また、夜にスマートフォンやパソコンを長時間見ることも避けましょう。画面から出る青白い光を見ると脳内で睡眠のリズムに関わるホルモンであるメラトニンの分泌が減ることがわかっています。すると、不眠症の原因になり、日中に眠くなったり勉強中の集中力低下の原因になったりするのです。

間違い③　ブルーベリーは目にいい

「ブルーベリーに含まれるアントシアニンは目にいいから子どもに食べさせています」と親御さんに言われることがあります。ブルーベリーは「目に悪い」わけではないので良いとも悪いともいえません。一般的にアントシアニンは目の疲労をとる効果はあっても、子どもの近視を防いだり視力を上げたりするような効果は今のところわかっていません。ですので、あくまで疲れを取るために食べるぐらいの気持ちで無理にたくさん食べさせる必要はありません。

子ども特有の目の病気

斜視・弱視

斜視・弱視と診断された子どもの親御さんはとても大きな心配を抱えながら眼科に通院して

いることが多いです。斜視・弱視にはさまざまなタイプがあります。同じような診断を受けても医師によって治療方針や言われることもかなり違います。インターネットで子どもの病名を検索すると情報が錯綜しています。同じ病気の子どもがほかの病院だと治療法が異なっていたり、自分の子どもよりも経過が良かったりという記事があふれていて、今受けている治療に対して半信半疑になってしまうこともよくあります。

なぜ同じ診断なのに治療方針が異なるのでしょうか？　それは、子どもの斜視・弱視の治療は「治療」とは言うけれども、あくまで「成長を助ける」ものでしかないからです。肺炎を治すとかがんを治すのとは治療の本質が違うのです。治療の目的が「成長」ですから、子どもや親御さんが家でどれだけ頑張れるか、治療に協力的かどうかによっても治療方針が大きく変わります。

例えば弱視の治療方針を決めるときに、本当はアイパッチにしたいけれど、どうしても目を覆われることを嫌がる子どもはアトロピンペナリゼーションにしてみようか、というように子どもの性格や家庭状況を医師が見極めて治療方針を変えていることがあります。
このように、ある程度大枠の治療方針は変わらないのですが、細かい治療方法の選択で医師によるばらつきがかなりあるのは、子どもを相手にする医療では仕方がないのです。とはいっても、医師が短い診察時間の中で見極められる子どもの性格や家庭状況はたかが知れています。そういう意味で子どもがどれくらい治療に積極的なのか、親御さんがどのように家で子どもにものを見せているか、ということを医師にどんどん伝えると治療は大きく進展し、方向性も定まりやすいということがあります。

また心配であれば、「セカンドオピニオン」といって早いうちに複数の医師の意見を聞くのはとてもいいことです。斜視・弱視の場合、ある程度治療が進んでしまうとその病状が「治療の結果そうなったのか」「元々なのか」などがわからず、相談された医師が適切なアドバイスをできないことが多いからです。

先天性疾患

子どもの場合は先天性疾患＝生まれつきの病気というのがあります。これを見逃さないことが大切です。例えば先天性緑内障の赤ちゃんは黒目が大きくなることがあります。「目が大きくてかわいい」と安易に考えずにきちんと検査をする必要があります。先天性白内障の場合は、黒目であるはずの場所が白く見えます。ただ必ずしも真っ白になるわけではないので、かなり注意して見ないと気づきません。子どもの顔写真を撮っていたら気が付いた、というケースもあります。

先天性眼瞼下垂《せんてんせいがんけんかすい》は、まぶたが開かない、開きにくいという病気です。小児科の先生が気づくこともありますが、専門ではないために見過ごされる可能性もあります。親御さんが見ていてまぶたが開きにくそうだなと思ったり、開き方に左右差があると少しでも思ったりした場合は、早めに眼科に相談しましょう。

先天性緑内障の場合は、ものを見るための神経がダメージを受けてしまいますし、白内障や眼瞼下垂は程度によっては視力の成長を邪魔するため、早期に手術が必要になることがあります。「違うかな？」と思ってもためらわずに「正常であることを確認しにいく」つもりで眼科を受診しましょう。親御さんが新生児期の先天性疾患を見つけるケースは意外に多いのです。

そして子どもの先天性疾患で頻度が高いものとして「涙が止まらない」というものがあります。涙は目に出た後に鼻を通って口に流れて行きます。生まれたときにこの通路が成長しきっておらず、流れがせき止まる先天性疾患で「先天性鼻涙管閉塞症《せんてんせいびるいかんへいそくしょう》」といいます。赤ちゃんが泣くのは当たり前です。けれども特に泣いているというわけでもないのに涙がぽろぽろとこぼれる、涙の量がやたらと多いという症状です。最初は涙だけなのですが、そのうち目やにが多くなってくることがあります。眼科では新生児の涙が多い場合に「いつから涙が出ていましたか？」と聞かれます。自信を持って答えられるように涙にも注意を払ってあげてください。

心因性視力障害

子どもの視力低下が起こったときに、体には何の異常も見当たらないことがあります。見えないんだから異常がないわけがない、と思うかもしれませんが、どんなに精密機械で目や体を観察しても異常は見つかりません。でも視力だけ大幅に下がってしまう子どもがいます。専門的には「機能性障害」といいますが、視覚や聴覚などの感覚をつかさどる器官に生じやすいです。

原因は大きく分けて①心因性視覚障害　②うそ（詐病）があります。ですが、眼科診療の中で子どもの②うそは非常に稀であり、子どもの機能性視覚障害と①心因性視覚障害は同義といわれています。

症状には特徴があります。普通、目に何か病気があって視力が下がる場合、子ども自身が「見えない」と訴えて病院に来ます。しかし、機能性（心因性）視覚障害では、本人からの訴えはなく学校健診で初めて異常を指摘されて受診することが多いです。また、検査のときに暗示をかけると視力が良くなったり、場面によって見えたり見えなかったりします。同時期に視覚以外の身体の異常を訴えることもあります。

このような症状を聞くと、親は、「本当に見えないの?」「なんで見えないの?」とわが子をついうそつき呼ばわりしてしまいます。

しかし、このうそつき呼ばわりは絶対に禁物です。機能性(心因性)視覚障害は7〜11歳がピークですが、このうちの94%は自然回復します。背景には学業や友人関係、家庭環境でのストレスがあると言われますが、わからないことも多いです。ストレスの原因がわかればその軽減を試みてもいいし、わからなければあえて症状に注目しすぎないように「そのうち見えるようになるよ」と気長に様子をみてあげると自然に治ることがほとんどです。

いい病院の選び方

子どもが病院にかかるとなると待ち時間に飽きてしまったり、怖がって泣いてしまったりいろいろと大変です。また、本当にこの病院の医師は的確な診断と治療をしてくれるかどうかも自分がかかる以上に不安になると思います。そこでどのような病院を選ぶとよいのかを見てみましょう。

斜視・弱視・白内障・緑内障・眼瞼下垂などの大きい病気の場合は、できれば地元の小さなクリニックではなく、これらの治療に慣れている小児専門の外来に行った方がいいでしょう。なぜならば、開業医は手術を要する小児の眼科疾患を診る頻度がそれほど多くはないからです。そのため特殊な病気を適切な対応をしないままクリニックでしばらく様子を見てしまうと、後悔することがあります。もちろん小児を専門とする医師がいるクリニックもありますので、そういう所へ行くのはよいでしょう。また斜視・弱視もしっかりと診断がついていて、あとは定期的な検査だけという場合は地元のクリニックでも十分です。

近視・涙・結膜炎などは一般的なクリニックで診てもらう方がいいです。これらは患者数は多いけれども重症ではないために大学病院や大きな眼科では診る機会がなく不得意なことも多いです。反対に、一般的なクリニックではよく診る症状ですから慣れていますし、どのように対処すべきかをよく知っています。

では、一般的なクリニックといっても診療所が乱立するこの時代、どういう所にかかると良いのでしょうか？　それは親御さんの方針によります。特に近視治療は現在発展途上の分野です。まだ賛否があるアトロピン点眼やオルソケラトロジーの治療は「まだまだやるべきではない」という眼科と「積極的に新しい治療をしよう」という眼科があります。もし、新しい治療を積極的に考えたい場合は、ホームページに内容を載せていることが多いのでチェックしてから行くのがよいでしょう。「そこまで積極的な治療をしなくていい」「まだ効果のはっきりしていない最新治療を勧められるのが怖い」という場合は一般的な所に行く方が安心です。

おわりに

毎週、白内障手術をしていて気づくことがあります。ちょうど手術の適齢期である60～80代くらいの患者さんの目の度数を測定しますと、近視が圧倒的に少数派であるということです。実際に文部科学省の統計では、現在70代の方が小学生だった昭和20年代は、小学生の近視の割合はたった3％でした。9割以上の子どもは視力が良かったのです。2018年になると、裸眼視力1・0未満の小学生の割合は32・5％で過去最高を更新しました。中学生で56・3％、高校生では62・3％に上ります。近視の研究者の間でも現代の子どもの近視増加はパンデミック（伝染病の世界的流行）級だと評しています。

一方、虫歯の頻度はこの40年間減り続けていて、1980年代は小学生で90％以上であったのが、直近では3分の1にまで減少しています。虫歯は親の責任という認識が広がり予防法が確立しているのと比較すると誠に対照的な数字です。

長い眼科医学の歴史の中で近視進行のメカニズムが解明できなかったこともその理由の一つですが、時代の変化とともに子どもたちの生活をとりまく環境も大きく変わりました。携帯ゲーム機やタブレット端末の普及もさることながら、屋内で遊ぶ子どもの増加からも目をそらせません。大手おもちゃメーカーが2018年に発表した調査では、子どもの遊び場所1位が「自宅」の92・1%で、2位「公園」の49・3%のおよそ2倍にのぼったそうです。しかし、そんな近視が爆発的に増える時代に呼応するように、近視研究も大きく前進しその謎が解き明かされつつあります。

近視世代の子どもを持つ親たちは、この現実から目をそらしてはいけません。同時にインターネットでさまざまな誤情報が錯綜する中で、いかに正しい知識を届けるかということが私たち眼科臨床医の役割だと考えています。

こうした書籍もその手段の一つにすぎませんが、一人でも多くの親御さんに気づきを与えられたらまずは嬉しく思います。そしてせっかく気づけたのであれば、さらに興味を深くして子どもの健全な目の成長にぜひ生かしていただければ大変嬉しく思います。

最後に、私の恩師であり執筆のきっかけをつくってくださった平松類先生、そして、イラストや編集、出版にご尽力くださったすべての皆さまに心より感謝を申し上げます。

蒲山順吉

ここまで目の大切さをいろいろとお話ししてきました。確かに目は大切であり、悪くすると一生を左右するのは事実ですが、最後に矛盾するようなことをお話しします。目というのはあくまで体の一部ですから、何よりも子どもそのものを大切にしてあげてほしい、そして自分を否定しないでほしいということです。

この本をここまで読んでくださったということは間違いなく子どものことを考えている方です。確かにこの本を役立てていただければ、普通の人よりはより良い目の状態を保てるのは間違いありません。けれどもそれでも病気になってしまう、想定より近視が進んでしまう、そういうことはあります。そんなときに「家事のときにテレビを見せすぎたからかな」「もっと頑張って訓練させていれば」というように後悔しないでほしいのです。この本を読んで、すべてではないにせよ、できることをやっていれば十分です。そんなときあなたが自分を責めてしまうと子どもは「自分のせいで悲しんでいる」とショックを受けてしまいます。

どういう目の状態になっても温かく笑顔でいてあげることの方が大切だと思うのです。

そして知っておいてほしいのは、すべての人があなたのように積極的に情報を得る人とは限りません。もしかしたらあなたの家族、夫や妻、親戚などは知らないかもしれません。そんなときは「私が知った情報だから」とため込まずに、多くの人に伝えていただければと思います。なぜならこの情報は重要だけれどもなかなかメディアにも出にくい情報です（視聴率が取りづらいという事情があります）。ですから、あなたが周りの人に伝えてほしいのです。

平松　類

著者紹介

平松　類（ひらまつ　るい）

眼科専門医・医学博士・二本松眼科病院勤務・昭和大学兼任講師。彩の国東大宮メディカルセンター非常勤・山形県三友堂病院非常勤医師。主な著書に『緑内障の最新治療』『その白内障手術、待った！』（以上時事通信社）、『１日３分見るだけでぐんぐん目がよくなる！　ガボール・アイ』（SBクリエイティブ）等多数。診察を受けるため北海道から九州まで各地から集まる人気医師。テレビ・ラジオ・新聞等多くのメディアでも活躍している。

蒲山順吉（かばやま　じゅんきち）

眼科専門医・医学博士・川口眼科勤務・昭和大学兼任講師。医療過疎の進む東北の基幹病院での医長時代に東北では初めてとなる緑内障の最先端手術を導入し多くの患者に光を与えた。現在も先進医療認定施設での執刀を担い地域医療の活性化に尽力する。眼科は専門性の高い分野のため誰からでも「質問しやすい医師」であり続けることを診療のモットーとし、丁寧な物腰でわかりやすい説明には定評がある。

Staff
装幀・本文デザイン…鈴木美里
企画協力……………………おかのきんや
イラスト……………………まりん
編集…………………………永田一周　植松美穂

子《こ》どもの目《め》を良《よ》くする親《おや》、悪《わる》くする親《おや》 目《め》で将来苦労《しょうらいくろう》させないために知《し》っておくべきこと

2019年10月10日　初版発行

著　者…………平松類、蒲山順吉
発行者…………武部隆
発行所…………株式会社時事通信出版局
発　売…………株式会社時事通信社
〒104-8178　東京都中央区銀座5-15-8
電話　03（5565）2155　https://bookpub.jiji.com
印刷／製本….株式会社太平印刷社

ISBN978-4-7887-1691-9 C0077　Printed in Japan